GREEN PARFUMS

花草植萃·精油複方

天然香氛60款

4 大 香 氣 基 調 ╳ 37 款 身 體 保 養 香 氛 ╳ 25 種 空 間 擴 香 配 方
設 計 獨 一 無 二 的 私 屬 香 氛

———————

弗瑞·葛林 Fern Green

黃明玲 譯

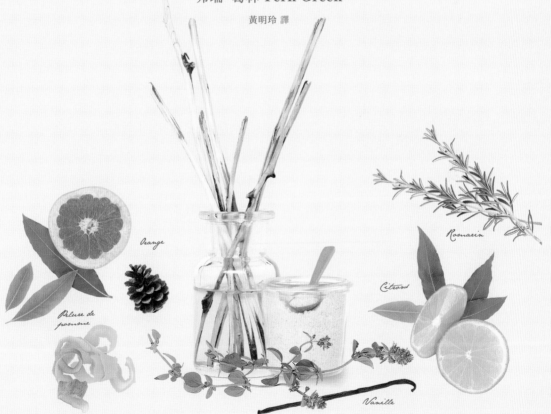

Part 1 調香基礎概念

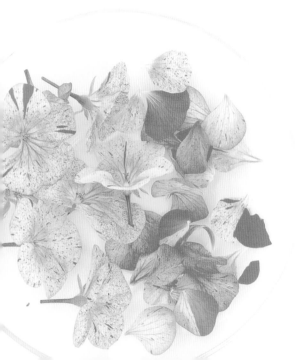

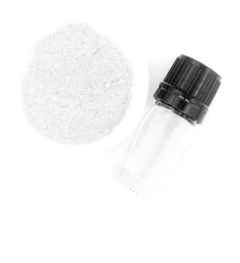

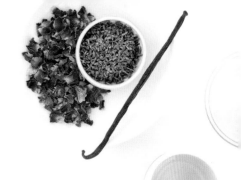

Part 2 身體香氛

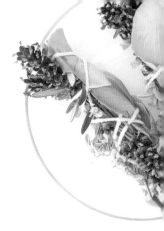

Part 3 居家香氛

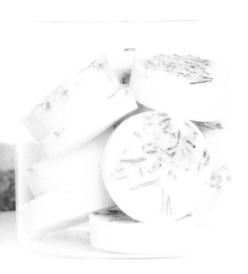

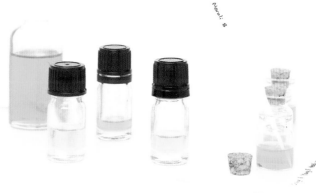

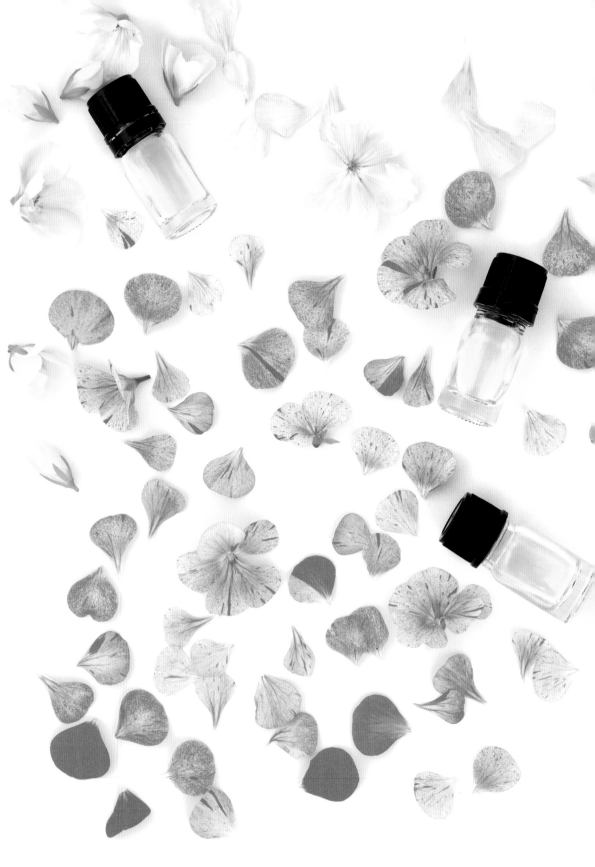

前　言

　　喜歡香水和芳香的居家空間嗎？花草樹木的氣味令您心曠神怡嗎？想不想用更實際自然的方法捕捉這些清新氣味？現在就讓這本書告訴您如何簡易使用天然材料和精油，創造出您個人專屬的身體和居家香氛。

　　氣味對於我們的生活極為重要。嗅覺能讓人產生愉悅和幸福感。氣味甚至會影響我們的情緒、購買習慣和心理警覺性。許多人喜歡熟悉的氣味，像是割草時的青草味，或是夏天特有的味道。氣味也會喚起回憶——有時我們吸聞到一股味道，便會回想起舊時記憶。

　　就人類的五感而言，嗅覺可能是用得最少，也最容易被視為理所當然的感官。嗅覺將刺激傳導到原始腦（primitive brain），原始腦便會連結該氣味與相關的過去經驗。嗅覺比其他任何感官更緊密結合我們的情感、情緒和行為。

　　手工香氛製品在近幾十年蔚為風潮。大家從自家花園和戶外的大自然裏取材，製造個人喜愛的香氛，從中享受莫大樂趣。現今市面上的香氛產品常含有化學毒物。本書不但探討如何利用天然材料與精油，留住大自然的清新氣息，還教您如何分類氣味，創造出個人獨特香氣。

　　本書超過六十種香氛配方供您嘗試，從香水、香膏到香磚和薰香蠟燭，選擇豐富。透過實際操作，享受發現新氣味，創造個性化香氛。書中配方製作過程有趣，幫助您調配出令您和親朋好友沉醉的芳香氣味。

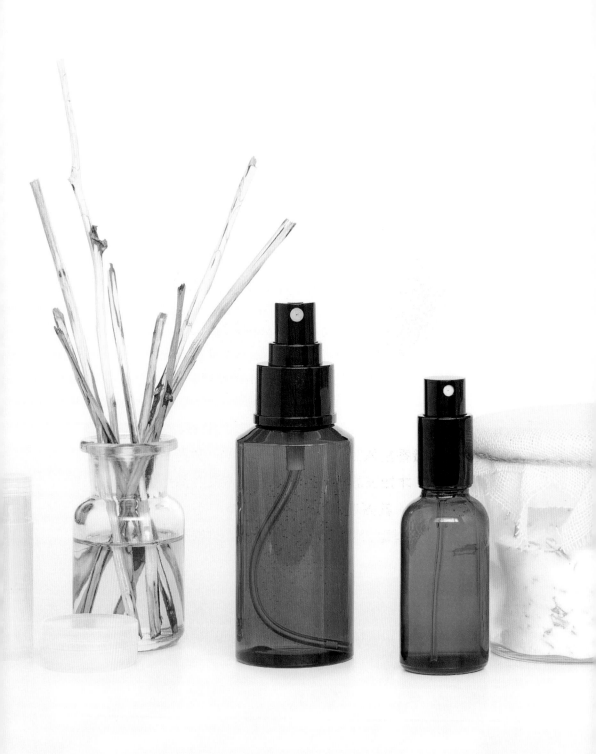

Part 1
調香
基礎概念

認識香氛種類、了解香氣組成的原理與香調比例，才知道該如何設計充滿層次又和諧療癒的香氣。就讓我們從頭認識調香的基礎知識，發揮創造力，調配出獨一無二的私屬香氛。

今天，您想製作哪種香氛？

　　初接觸自己動手調香時，必須先知道下列幾種適合發揮創意的香氛製品。從酒精、油或水爲基底的液態香水，到使用天然蠟的固態香水，香氛類型可說琳瑯滿目，就讓我們逐一介紹吧。

酒精基底香水

　　以酒精爲基底的香水是世界上最常見的香水類型。利用高濃度酒精溶解精油，使香氣比油基香水更活躍釋放。不論直接塗抹、噴灑或使用噴霧瓶皆可。請參閱第32頁和50頁的配方範例。

油基香水

　　混合數種精油，再倒入基底油調和的香水。荷荷巴油和杏仁油可充分混合所有成分，以臻香氣熟成，因此是常用的基底油。不論只用單方精油（例如，只用玫瑰精油），或加入其他基底油或數種精油調和皆可。油基香水能保持香氣長達數小時，所以常用來製作美髮用品。請參閱第 54 頁和 56 頁。

水基香水

　　水基香水是流傳已久的香氛製品，玫瑰花水和橙花水卽屬此類。由於適用於調理肌膚和居家香氛，獲得大眾喜愛。通常可選擇單一氣味或調合數種製成香水。請參閱第 42 頁和 76 頁範例。

固體香水

　　香膏是將蜂蠟融化，混合果脂或植物油，再滴入精油的香氛產品。調勻後，可倒入金屬小盒子，待其冷卻固化，方便放在手提包或口袋隨身攜帶。其他固態香水還包括利用天然蠟製成的香氛蠟燭、潤膚香磚、浴鹽和香氛融蠟等。舉凡玫瑰花瓣到喜馬拉雅鹽，都是豐富的固體香水材料。請參閱第 88 頁和 144 頁。

常見香氛詞彙

香精（Perfume）
濃縮型香氣，最濃烈且最持久。使用香精時，所經之處都會留下香氣。

古龍水（Cologne）
以酒精－水為基底，香精濃度 5–8%。男性香水普遍屬於此類。

香氛噴霧（Mist）
適用於對香氣敏感的人。香氣留在身上的時間約 1–2 小時。

香膏（Balm）
含有蜂蠟、果脂和精油的固體香水。使用時以指尖塗抹，由於氣味很快消散，每隔一段時間可再次塗抹以補充香氣。

前調、中調和後調

學會如何分類和鑑定香氣,可以幫助理解哪些香氣成分適合互搭,以及如何調配出喜愛的客製化香味。植物的氣味依照揮發速度和持續時間(香氣留在皮膚或聞香紙上的時間),分成前調、中調和後調。除了香氣本身和使用的身體部位是關鍵因素,偏高的體溫也會加速氣味揮發。

	香氣說明	最適香氣
前調 (持續時間: 2 至 20 分鐘)	這是剛使用香水時,最一開始會聞到的氣味。例如,在香水專賣店裡試香時,最先聞到的氣味就是前調。儘管前調很快就會揮發消失,卻決定了大家對於該款香水的第一印象。	胡椒薄荷、佛手柑 柳橙、檸檬、 洋甘菊、萊姆、 檸檬草、橙花
中調 (持續時間: 2 至 8 小時)	前調的香氣變淡後,便會開始聞到中調。這是香水的主體、核心和主要香調,常用來掩蓋後調可能有的刺鼻氣味。常見中調包含大多數的花香。	天竺葵、薰衣草 依蘭、花梨木 玫瑰、茉莉花 風信子
後調 (持續時間: 最長可達 24 小時)	將香水使用在皮膚上約 30 秒後,您會開始聞到後調。即使香水中的其他香氣消失,後調是最不易揮發也最持久的。後調的成分有助於香氣穩定停留在皮膚上。以油脂較重的松脂、香脂和木質調香氣為主。	安息香、香草 檀香木、藿香 香根草、丁香 肉桂、乳香

調香比例

　　調香就是要將不同的香氣和諧組合。專業調香師講求精準計算，但我們在家調配自己喜歡的氣味，其實只要快速簡單的計算即可，這樣做起來會更愉快。以下所列比例並非硬性規定，您可以做為參考，或嘗試自由變化！

　　中調維持2至8小時，所以和後調組合才能使香氣維持夠久，後調成分所占比例比中調低。相較於後調可供選擇的數量，中調的選擇豐富許多。

　　調製油基香水或固體香水時，宜增加前調比例，並減少後調比例。因為油和油脂會抑制前調香氣，而油和蠟則減緩氣味從皮膚蒸發的速度，幫助維持後調香氣及延長香水的留香時間。

調香基本比例

設計香水時，可遵照以下基本比例：

酒精基底香水	油基香水和固體香水
前調：20%	前調：30%
中調：50%	中調：50%
後調：30%	後調：20%

常見精油調香調性

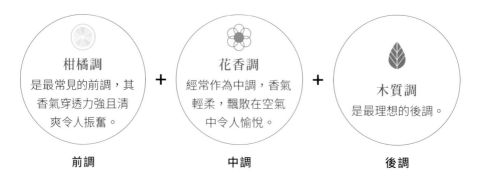

柑橘調
是最常見的前調，其香氣穿透力強且清爽令人振奮。

前調

+

花香調
經常作為中調，香氣輕柔，飄散在空氣中令人愉悅。

中調

+

木質調
是最理想的後調。

後調

常見的精油調香組合

前調		中調		後調
佛手柑	+	茉莉	+	檀香木
天竺葵	+	薰衣草	+	依蘭
檸檬	+	橙花	+	薑

訓練嗅覺

　　要自創獨特香氣，訓練鼻子嗅覺就是一門重要的課題。當鼻子聞到新香氣，大腦便會產生感知。寫下聞到的氣味，開始製作自己的氣味詞彙表吧。這是屬於自己的氣味工具箱，可以依此調配不同氣味，創造您的招牌香水。

聞香方式

　　由於嗅覺會很快鈍化，應該避免錯誤的聞香法。只要聞了幾種香味之後，嗅覺的感知就會達到飽和，導致接下來的每種味道聞起來都一樣。所以必須注意一次僅嗅聞幾種香氣，且要由淡到濃依序嗅聞。

　　聞香時，不用深吸久聞，只需要一點時間就能聞到香氣的主要氣味特徵。最好是很快地輕聞一下，每次聞後做筆記，把聞到的細節記錄下來。

　　永遠都要相信自己的鼻子，而不是擔心是否「答對」。每個人都有自己的氣味記憶和連結，所以各有不同的形容詞。例如形容依蘭的香氣時，有人會說聞起來像「夏日假期」，也有人會說像「防曬乳」的味道，兩種說法都沒有不對。

基礎配備

調製香氣時，需要準備的基礎配備如下：

- **聞香紙**：網路上很容易購得。最好是尖頭的聞香紙，比較容易通過細窄的瓶口蘸取。
- **筆記本**：寫下嗅聞後的心得。避免使用手機或電腦，以防潑灑噴濺。
- **無味又通風的空間**：保持空間通風。此外進行中不要噴香水，並確認雙手乾淨無味。
- **測試氣味**：評估香氣時不宜用純精油，應先經過稀釋。稀釋成 1 ～ 10% 使用（一般精油為 5%，氣味濃烈者則 1%）。伏特加是適合用來稀釋的基底材料。

聞香步驟

1. 按氣味濃淡順序，從最淡的開始。
2. 在聞香紙末端寫下名稱和稀釋濃度。
3. 用聞香紙蘸取香氛液體約 0.5cm，末端摺起 2 ～ 3 cm，避免碰到蘸有香水的部分。
4. 將聞香紙湊近鼻子（避免碰觸皮膚），輕聞幾秒鐘。記錄您的評語。
5. 二十分鐘後再聞一次，已揮發的香氣即為前調＊。
6. 五小時後再聞一次，稍微變淡的香氣即為中調＊。
7. 八小時後再聞一次，仍維持濃烈的香氣即為後調＊。

＊ 有關前調、中調、後調，請參閱第 12 至 14 頁。

香調的四大類別

　　香調分成四個主類別，分別是花香調、東方調、木質調和清新調，每個主類別又分成數個子類別。各類香調有其明顯的氣味特徵，在開始自製香水之前，先了解自己喜好的香調，就能更輕鬆地選出適合的氣味。

主類別	子類別	代表香氣	香調特色
花香調 花香調是最普遍的香調之一，許多知名香水都採用花香調為主軸。最常用於女性香水，男性香水偶爾用之。聞起來像是新鮮採摘的花朵或帶著粉感的氣味。	**果香調** 香甜美味，散發熱帶氣息。	桃、梨、蘋果、甜橙、葡萄柚、佛手柑，洋甘菊，桂花、漿果	• 營造自然清新感 • 用來當作前調，能立刻吸引人 • 具舒緩和鎮定效果
	花香調 聞起來宛如新鮮採摘的花朵清香。	玫瑰、百合、洋甘菊、天竺葵、茉莉、依蘭、薰衣草、橙花、風信子、康乃馨	
	輕柔花香調 輕柔、粉感和甜味，淡淡的乳脂香氣。	玫瑰、鳶尾花	
	東方花香調 結合花香與辛香。	橙花、康乃馨	

主類別	子類別	代表香氣	香調特色
東方調 此類香調結合豐富的異國香氣。想像青草、香料或乾燥粉感的樹脂香調。濃郁的香氣展現奢華氣勢，常以琥珀或甜香調加以柔化。普遍給人異國情調和性感魅惑的印象。	**輕柔東方調** 輕柔淡雅的花香調，加入焚香、樹脂和溫暖辛香。	沒藥、丁香	• 增加溫暖和活力氣息 • 適合製作中性香氣 • 晚上或寒冬特別受到喜愛
	東方調 香甜而溫暖的香調。	肉桂、香草、檀香、荳蔻、麝香、茴香	
	木質東方調 大地泥土氣息混合辛香和甜香調。	廣藿香、香根草、檀香	
木質調 溫暖又華麗，以檀香木和廣藿香等焚香類，混合雪松等乾燥木質氣味。為減輕其溫暖調性，有時會加入清新調的柑橘或花香類。散發獨特的針葉或樹木香氣，夾帶淡淡苦味。	**木質調** 芳香氣味。	雪松、松木、檀香木、祕魯聖木、香根草	• 帶來土壤芬芳氣息 • 用作後調，有助於延長留香時間 • 予人沉穩安定的感受
	蘚苔木質調 香甜、柔滑，土壤氣味。	橡苔、琥珀	
	乾燥木質調 緩緩飄散的煙燻味，混合皮革香。	廣藿香、麝香、鳶尾花	

主類別	子類別	代表香氣	香調特色
清新調 清爽有勁為其特色。青草、柑橘和海洋調皆屬之。常用於男性香水，加入辛香調以增添雄健魅力。其芬芳微酸的香氣也很適合搭配熱情有勁的或水果香味。	馥奇調 潔淨清新的青草香，混合薰衣草或木質香。	鼠尾草、薄荷	• 清爽和柑橘氣味 • 常作為前調激發能量
	柑橘調 熱情有勁或香濃氣味。	橘子、佛手柑、檸檬、柳橙、葡萄柚、萊姆、紅柑、香茅，檸檬草	
	水生調 如海浪或雨水的水生氣味，混合海洋調。	黃瓜、海松	
	綠葉調 剛割過的草皮或揉碎的綠葉散發出的氣味。	快樂鼠尾草、紫羅蘭葉片、綠薄荷、胡椒薄荷、尤加利	

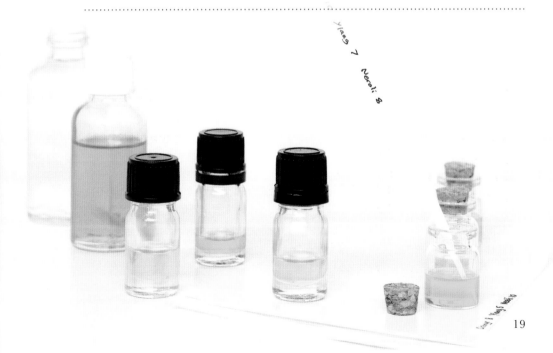

「香調輪」運用法則

要打造獨一無二的個人香氛，就得用上「香調輪」這項實用工具。香調輪主要依氣味的相似度和差異加以分類，細分香調的主類別和子類別。我們可以利用香調輪，認識香氣的主要香調和組成、了解不同香氣之間的關係，進而調配出喜愛的香氣。

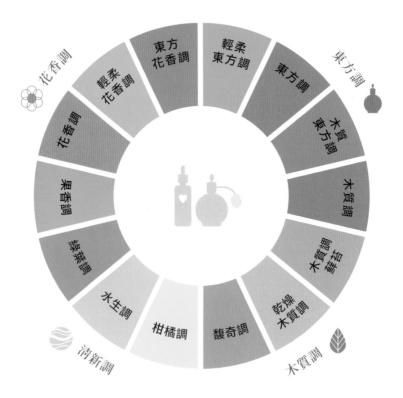

相鄰的香調會有些共同的氣味特徵，而相距較遠的則較少共同性。概念跟色輪很類似，香調也可以互相調和。例如，位於正對面的子類別通常適合組合在一起，有了香調盤後便會對各種香調的相互關係一目了然，就能輕鬆調配出想要的氣味。

香調輪的使用方法

　　以下是三種利用香調輪組合香氣的簡單有效方法：

....

1. 並排緊鄰：在香調輪上並排緊鄰的子類別幾乎都很適合混合。

調香範例：

果香調＋花香調：佛手柑＋茉莉

東方調＋木質調：檀香木＋廣藿香

果香調＋綠葉調：葡萄柚＋胡椒薄荷

....

2. 互補香調：先選擇其中一個子類別，然後看看香調輪上對面的香調。兩者為互補香調。

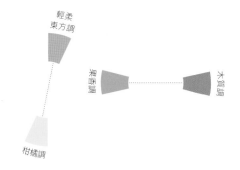

調香範例：

輕柔東方調＋柑橘調：丁香＋甜橙

果香調＋木質調：蘋果＋松木

....

3. 正三角形：選擇三種子類別的香調，形成正三角形。舉例來說，東方花香調適合與蘚苔木質調和水生調調和。

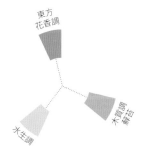

調香範例：

東方花香調＋蘚苔木質調＋水生調：橙花＋橡苔＋海松

輕柔花香調＋柑橘調＋東方木質調：玫瑰＋橘子＋檀香木

花香調＋馥奇調＋東方調：天竺葵＋鼠尾草＋麝香

自製個人化香氛

本書中大部分的調香配方都使用尋常可見的材料，並經過具體實驗後調製而成。無論要完全遵照這些配方，或作為指導說明參考皆可，請盡情發揮創造力吧！以下將說明自製個人化香氛的基礎步驟。

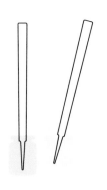
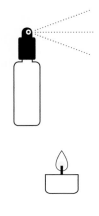

1. 設定主調

參考香調輪（請參閱第 20 頁），可選擇單一主類別香調，或混合兩種或兩種以上的子類別香調。

2. 試香

利用聞香紙找出最喜歡的香氣組合（請參閱第 15 頁至 16 頁），在筆記本寫下實驗結果。

3. 決定香氛類型

要調製用在身體上，還是居家環境的香氛？選擇油基香水、香氛噴霧或固體香膏？從本書挑選感興趣的配方，馬上動手試試吧！

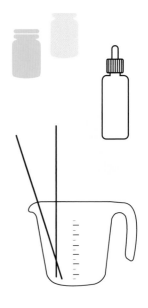

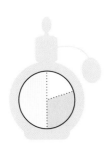

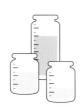

4. 決定香氣比例

參考第 14 頁所建議的
前調、中調、後調比
例，依照接下來要製
作的香氛用品適合的
比例調香。

5. 計算分量

參考本書配方，計算
所需的材料分量。

6. 創造專屬香氣

備齊所需設備和材
料，就可以動手調製
獨一無二的的香氛。

基底・香氛材料

　　以下是製作個人香水與居家香氛最常用的材料。大部分可從保健食品、蠟燭和精油專賣店訂購。

- **精油**：取材自葉子、花朵、根、樹皮、樹脂、果皮等，含有植物天然氣味的揮發性芳香液體。有些配方需要大量精油。可選擇質優但價格實惠的精油，如薰衣草、雪松、甜橙、冷杉或肉桂葉精油。
- **聞香紙**：調配自己喜愛的氣味後，用於試聞香氣（請參閱第15至16頁）。
- **基底油**：荷荷芭油、椰子油、橄欖油和甜杏仁油是最常用的基底油。精油用基底油稀釋後才能塗抹在皮膚上，且不影響精油特性。絕大多數基底油本身沒有香味（椰子油有特殊淡香），使用不同的基底油影響的是精油的香氣持續時間，請參閱第28頁。
- **伏特加、酒精**：伏特加色澤清澈且幾乎無味，非常適合製作酒精基底香水。高酒精濃度的食品級酒精是最容易取得的酒精。
- **過濾水、礦泉水、蒸餾水**：製作香水的最佳用水。和伏特加混合後，有助於延長香水在人體皮膚上的留香時間。
- **明膠**：用於空氣清新凝膠，以保持香氣。素食者可改用洋菜（以1：1比例替代）。
- **蜂蠟顆粒**：蜜蜂分泌的天然蠟。許多固體香氛產品以蜂蠟製成，如香氛蠟燭、融蠟和香膏等。含有淡淡蜂蜜香氣，素食者可用大豆蠟取代。

- **大豆蠟片**：是一種非常好用的白色天然蠟，素食者可以 1：1 比例替代蜂蠟。
- **燭芯、圓點貼**：利用圓點貼將燭芯底座黏貼在蠟燭容器。
- **茶蠟杯**：方便製作的小型蠟燭。
- **羊毛氈**：用於製作吊掛式羊毛氈香氛，可用於汽車空氣清淨香氛和衣櫃香氛。
- **網紗、細紗布小袋**：製作居家薰香袋用。可上網購買或自己製作（請參閱第 31 頁）。若自己手工製作薰香袋，請用緞帶或麻線束緊袋口。

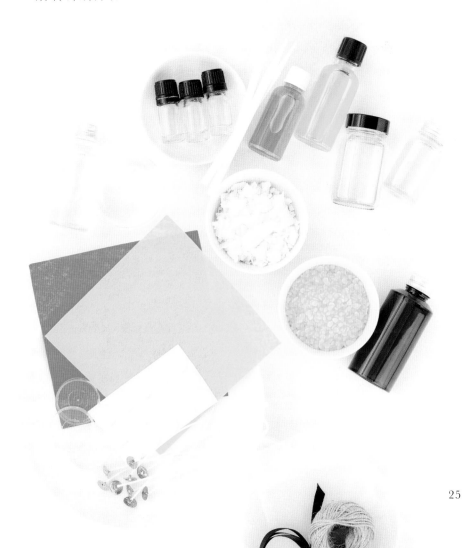

調香使用器材

自製香水其實不需要什麼專業的器材，但如果要大量製作，可以從專門製作香水和香氛蠟燭的網路商店購買所需器材。

- **耐熱玻璃杯**（250ml ～ 1L）：有各種功能，非常耐用，多用於融蠟（請參閱第 26 頁）。

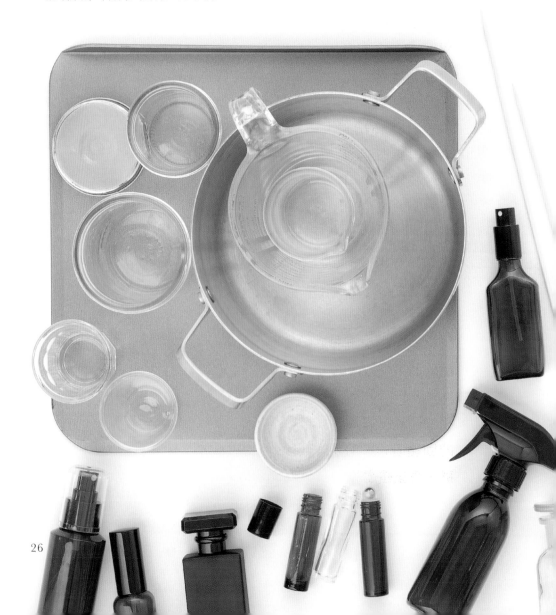

- **大的深平底鍋或湯鍋**：用以隔水加熱融化天然蠟，亦可用來煮混合多種天然香料。
- **攪拌木棒**：混合時使用。
- **細紗布**：過濾香料。也可用咖啡濾紙代替。
- **玻璃滴管**：換瓶時，方便將精油滴入小瓶子。
- **小漏斗**：利於將液體倒入容器。
- **烤盤**：用於烤乾浴鹽。
- **梅森玻璃瓶、果醬瓶**（最大 500ml）：主要用來儲存香水。使用前，若瓶內有殘留氣味會影響香氣，應消毒後使用。消毒時，將烤箱預熱至 160℃／320℉。玻璃瓶罐用熱肥皂水清洗後放上烤盤，注意每個瓶罐之需間保持間距，再置入烤箱中層，消毒 15 分鐘。
- **香水噴霧瓶**（最大 500ml）：香水成品的包裝瓶。深色玻璃有利於延長香水保存期限；若使用透明瓶，宜放置在陰暗處避免變質。噴霧瓶的噴頭尺寸相當多，用於身體噴霧時，宜選用細霧噴頭。
- **滾珠瓶**（10～20ml）：適合盛裝油基香水，也很方便使用。
- **小鋁盒**（5～30ml）、**唇膏管**：適合分裝固態香水，也能放進手提包或口袋中隨身攜帶。
- **矽膠模具**：創造各種造型的固體香水，諸如潤膚磚、香氛蠟燭等。

如何儲存、使用和補充香氣

　　自製香氛的過程相當愉快，又充滿成就感，但由於使用天然原料，不含化學防腐劑，製作出的香氣可能無法像市面上的香氛商品持久。如要盡量延長香氛使用期限，在儲存、使用和補充香氣上，就有一些需要留意的小訣竅。

　　以下是關於自製香氛的一些常見問題，不妨從中找出所需資訊，享受使用自製香氛的樂趣吧！

香氣可以持續多久？

　　若避免直接日照和高溫，香氣大多可持續一至兩年。涼爽陰暗的櫥櫃是最佳存放處，深色瓶子更能抵抗日照。水基香水如玫瑰水之類，冷藏可維持香氣八至十二週（無冷藏僅一週）。

　　油基香水的香氣持續時間各有不同，主要依據基底油的種類有所不同。使用葡萄籽油為基底油的香水可持續六個月左右；甜杏仁油、荷荷芭油和橄欖油為十二個月；椰子油則為五年。

香水應該用在哪個部位 ？

　　香水的使用部位非常重要，噴在手腕或頸部的脈搏點其實並不理想，因為這幾處的體溫較高，反而會讓香氣快速揮發。若要香氣持久，正確的使用位置是前臂外側、頭髮和襯衫領口。天然原料畢竟不如市售商品香氣濃烈，使用自製香水時，可能需要更頻繁地補充香氣。

如何補充香氣？

市售的居家香氛因使用化學成分，可以讓香氣濃郁持久；自己做的香氛要維持香氣，就必須每隔幾週添加些許精油。

精油可以直接使用嗎？

直接將純精油塗抹於皮膚恐會引起不良反應，因此精油需要稀釋後使用。一般而言，用在肌膚上的精油濃度不得超過 5%。若要稀釋成 1% 的濃度，差不多是在 30ml 的基底油中加入 6 滴精油。

貼膚測試

如果為敏感肌膚，在使用精油之前可以進行貼膚測試，觀察皮膚反應：

1. 洗淨前臂並拍乾。
2. 滴幾滴稀釋過的精油在貼布上，將貼布貼上皮膚，持續觀察 24 小時。
3. 取下貼布時，可用濕毛巾輔助。如果皮膚出現紅癢、水泡或腫脹，請立刻以香皂和清水沖洗並停止使用。如仍需使用，建議使用其他精油代替。

如何融化蜂蠟

　　蜂蠟不易清理且易燃，用於製作時，可找一個有把手的耐熱杯專門融化蜂蠟，操作上會比較方便。以下步驟將說明如何安全融化蜂蠟。蜂蠟有可能花上一小時才完全融化，因此也可改用微波爐加熱幾秒鐘。

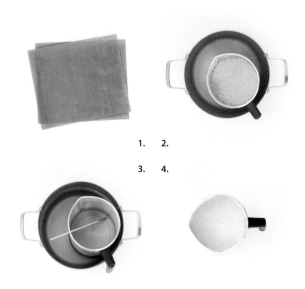

1.　2.

3.　4.

所需材料

蠟紙、深平底鍋、有把手的耐熱杯、攪拌木棒、手套
蜂蠟顆粒（分量按配方所示）或相同分量的大豆蠟片（素食者使用）

1. 先鋪上蠟紙以防止蠟油滴沾廚房工作檯面。
2. 將蠟放入耐熱杯，把手靠近鍋子外緣。鍋內注入冷水，煮至沸騰。
3. 注意杯內的蠟，用攪拌棒不時攪拌，若蠟冒煙，把火關小。戴上手套將耐熱杯從鍋內取出。
4. 使用過後，用紙巾拭淨耐熱杯，用熱的肥皂水清洗。若無法立即清潔，待要清潔時，將耐熱杯再次加熱。

如何製作香氛袋

　　自己製作香氛袋既快速又有趣。選用薄、透氣的布料，讓裝入的香氛瀰漫房間、抽屜和櫥櫃當中吧。

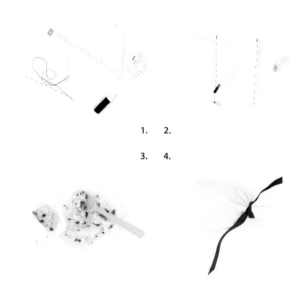

1.　2.

3.　4.

所需材料

捲尺、針線或布料接著劑、透明指甲油、
棉質紗布或網紗（20×15cm）、一小段緞帶或細繩

1. 將布料剪成約 20×15cm 的長方形，對折縫合兩側，或用布料接著劑黏合。
2. 為預防毛邊，在邊緣塗上透明指甲油放乾。
3. 將袋子翻到正面，即可填塞香料。
4. 袋口用緞帶或細繩綁好，不打死結，方便日後打開填充更換。

建立氣味詞彙表

芳香和氣味是無需語言的溝通方式。氣味可使我們喚出回憶、產生特別的感受，或想像某種情境，而這一切都是肉眼無法看見的。

多數人都能察覺不同的香氣，但當我們試圖讓別人理解自己所聞到的氣味時，就會發現形容香氣真的不太容易。此時，完備的氣味詞彙表就能派上用場。

儘管大部分的人認為辨識氣味主要靠的是「鼻子」，然而所有香氣的神奇魔力其實都發生在「大腦」當中。訓練鼻腔嗅入、識別明確氣味後（請參閱第 15 頁至第 16 頁），便可將不同的氣味與記憶、感覺、顏色、質地建立連結。最終，嗅覺記憶和氣味詞彙就能完臻發展。

現在，就讓我們參考以下列表建立香氣字彙庫，就能輕鬆向他人形容不同的氣味了。

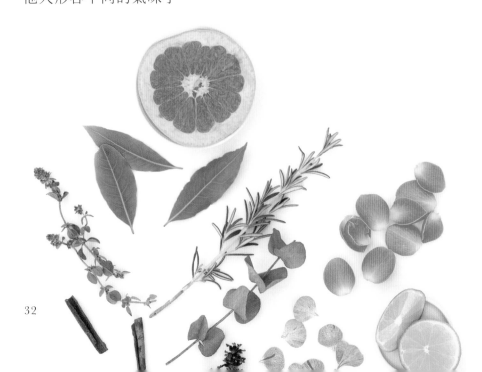

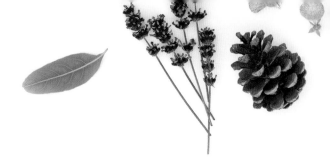

氣味詞彙

前調、中調和後調			地點／記憶		
琥珀	蜂蜜	柏油	床	工作	人
蘋果	皮革	茶	教堂	洗衣店	野餐
香脂醋	甘草	烘焙	城市	情人	餐廳
漿果	海洋	熱帶	家庭	商店	海岸
焦味	草地	香草	森林	山	市郊
果油	金屬	蠟質	朋友	海洋	
樟腦	奶香	葡萄酒	假日	公園	
焦糖	薄荷	木質			
柑橘	麝香				

地點／記憶		
白色	綠色	不透明
黑色	淡紫色	薄
紅色	透明清澈	厚
金色	流質	硬

前調、中調和後調（續）：

丁香	胡椒
椰子	松樹
咖啡	粉香
混凝土	刺鼻
黃瓜	樹脂
泥土味	玫瑰紅
農場	尖銳
花香	腐敗變味
清新	煙燻
果香	皂香
青草味	酸
油膩	辛香
毛茸茸	硫磺
草本	甜

感覺		
警覺	撫慰人心	消沉
生氣	困惑	骯髒
崎嶇不平	涼爽	
集中的	脆	

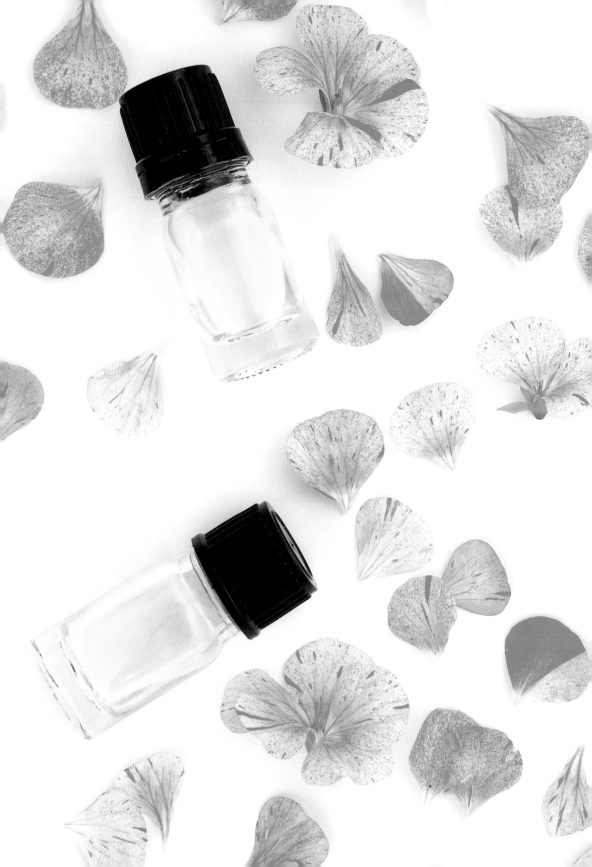

Part 2
身體香氛

從清爽的花香調到麝香和果香，自由調和
各種香氣，發掘您喜愛的氣味。噴霧式香
水最能呈現香氣的輕盈空氣感，油基香水
和固體香水也各具魅力，營造濃重、深沉
和性感魅惑。本書的配方提供紮實的基礎練
習，幫助您學會調配個人化的天然香氣。

天竺葵清新噴霧

使用天竺葵與柳橙精油，
調和成簡單的花香調噴霧香水，是絕佳入門配方。

香調：花香調　準備時間：10 分鐘

製作分量：80ml　熬煮時間：2 天～6 週

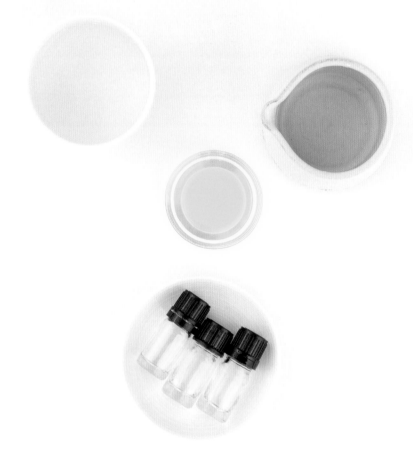

容　　器　噴霧玻璃瓶（80ml）

基底材料　伏特加 50ml、過濾水（或礦泉水、蒸餾水）30ml、荷荷巴油
　　　　　或甜杏仁油 5ml

使用精油　天竺葵精油 25 滴、杜松子精油 15 滴、柳橙精油 10 滴

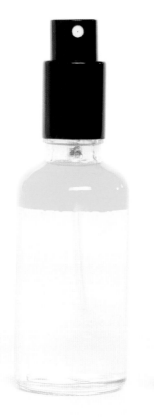

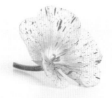

製作步驟

1. 將基底油倒入瓶內，滴入精油。

2. 加入伏特加和水，搖晃數分鐘使其混勻。

3. 靜置陰涼處至少兩天。香氣會愈來愈濃，約六週達到熟成穩定。

肉桂乳香能量噴霧

精油噴霧可強化身心、增進幸福感。
覺得疲倦時，不妨用這款肉桂乳香精油噴霧，提升充沛能量。

香調：東方調　　準備時間：10 分鐘
製作分量：80ml　　熬煮時間：2 天～ 6 週

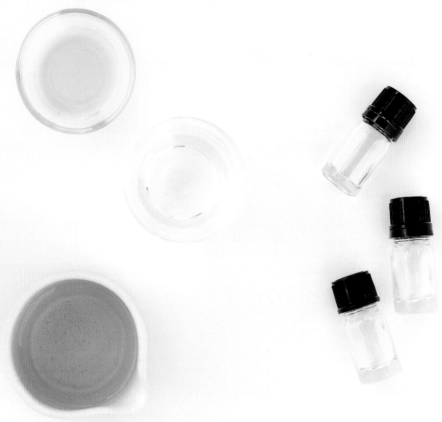

容　　器　噴霧玻璃瓶（80ml）

基底材料　伏特加 50ml、過濾水（或礦泉水、蒸餾水）30ml、荷荷巴油
　　　　　或甜杏仁油 5ml

使用精油　肉桂精油 20 滴、乳香精油 15 滴、柳橙精油 12 滴

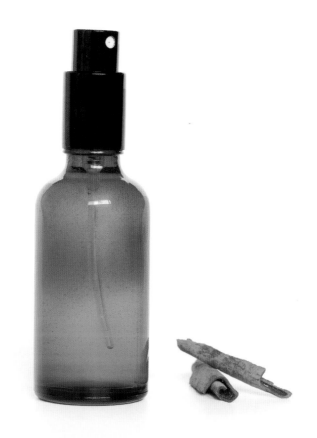

製作步驟

1. 將基底油倒入瓶內，滴入精油。
2. 加入伏特加和水，搖晃數分鐘使其混勻。
3. 靜置陰涼處至少兩天。香氣會愈來愈濃，約六週達到熟成穩定。

荷爾蒙平衡香氛噴霧

心情低落、需要定下心來面對現實時，
不妨試試這款溫暖的香氣，幫助重新找回自我。

❀ 香調：花香調　　⏱ 準備時間：10 分鐘

🧴 製作分量：80ml　　⏱ 熬煮時間：2 天～6 週

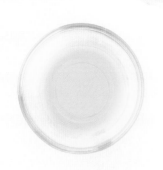
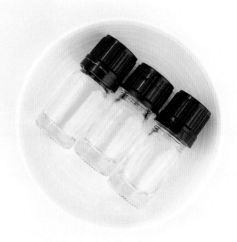

容　　器	噴霧玻璃瓶（80ml）
基底材料	伏特加 50ml、過濾水（或礦泉水、蒸餾水）30ml、荷荷巴油或甜杏仁油 5ml
使用精油	柳橙精油 15 滴、依蘭精油 20 滴、雪松精油 10 滴

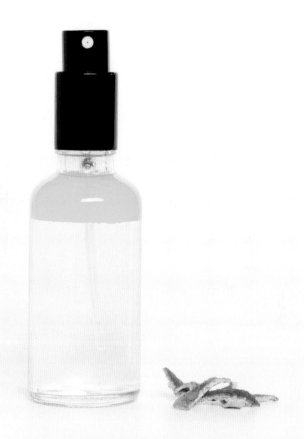

製作步驟

1. 將基底油倒入瓶內，滴入精油。
2. 加入伏特加和水，搖晃數分鐘使其混勻。
3. 靜置陰涼處至少兩天。香氣會愈來愈濃，約六週達到熟成穩定。

提振精神香氛噴霧

一早醒來就無精打采，或是需要加油打氣時，
就試試這款冷杉佛手柑配方吧！

香調：清新調　準備時間：10 分鐘
製作分量：80ml　熬煮時間：2 天～ 6 週

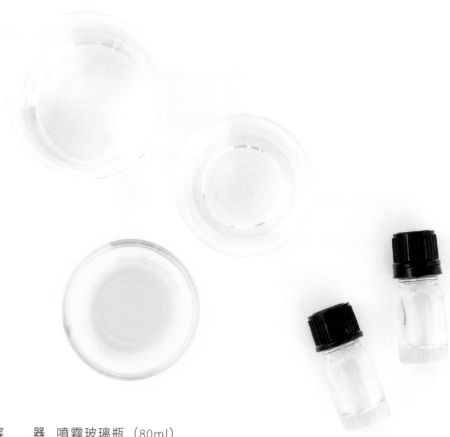

容　　　器　噴霧玻璃瓶（80ml）
基底材料　伏特加 50ml、過濾水（或礦泉水、蒸餾水）30ml、荷荷巴油
或甜杏仁油 5ml
使用精油　冷杉精油 25 滴、佛手柑精油 25 滴

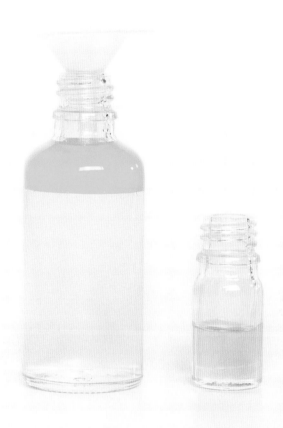

製作步驟

1. 將基底油倒入瓶內，滴入精油。

2. 加入伏特加和水，搖晃數分鐘使其混勻。

3. 靜置陰涼處至少兩天。香氣會愈來愈濃，約六週達到熟成穩定。

香根草絲柏噴霧

散發新鮮、辛香和大地泥土味的知性氣息。
氣味不分性別，是款男女皆適用的香氛。

香調：木質調　　　　準備時間：10分鐘
製作分量：80ml　　　熬煮時間：2天～6週

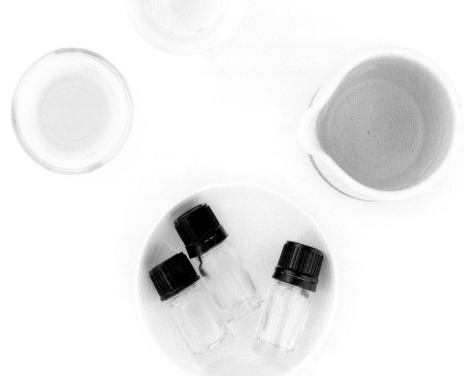

容　　　器　噴霧玻璃瓶（80ml）
基底材料　伏特加 50ml、過濾水（或礦泉水、蒸餾水）30ml、荷荷巴油
　　　　　或甜杏仁油 5ml
使用精油　香根草精油 15 滴、絲柏精油 20 滴、尤加利精油 10 滴

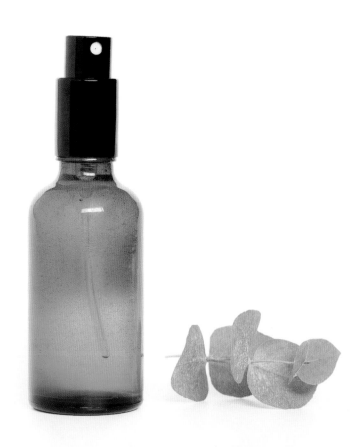

製作步驟

1. 將基底油倒入瓶內，滴入精油。

2. 加入伏特加和水，搖晃數分鐘使其混勻。

3. 靜置陰涼處至少兩天。香氣會愈來愈濃，約六週達到熟成穩定。

薰衣草鎮靜香精

動手製作自己喜愛的天然香氛既有趣又好處多多。
薰衣草是製作香精的絕佳原料，具有安撫鎮靜功效。

香調：花香調　　準備時間：5 分鐘　　靜置時間：兩週
製作分量：500ml　浸泡時間：24 小時

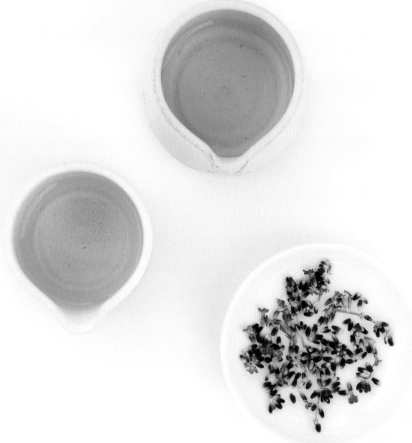

容　　　器　香水玻璃瓶（500ml 或 250ml×2，可使用噴頭）
使用器具　消毒過的有蓋玻璃罐或容器（500ml）、過濾紗布
基底材料　過濾水（或礦泉水、蒸餾水）375ml、伏特加 125ml
香氛材料　薰衣草鮮花 25g（或乾燥花 15g）

🍃 **加強香氣**：加入 5 滴後調氣味的精油，如依蘭或檀香精油。

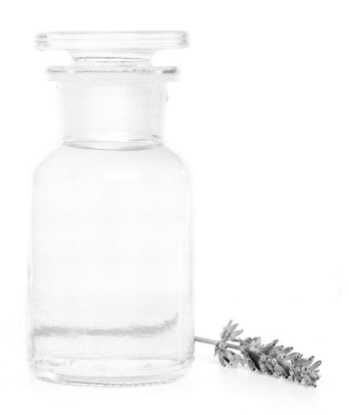

製作步驟

1. 若使用鮮花，先鋪在紙巾上風乾一夜。拍掉花上的髒污，取下莖梗上的花瓣。

2. 將花瓣放入玻璃罐或容器，倒入伏特加後蓋緊蓋子，靜置 24 小時。

3. 打開蓋子，用湯匙搗碎花瓣。加水後重新蓋緊，放在陰涼處兩週。每隔幾天，打開察看並搗碎花瓣。

4. 用紗布過濾取汁，倒入玻璃瓶後，放進冰箱冷藏。

玫瑰花瓣香精

玫瑰有放鬆舒眠的效果，可以喚起孩提記憶，
因此有助於撫平情緒，安神鎮靜。

香調：花香調　　準備時間：5 分鐘　　靜置時間：兩週

製作分量：500ml　　浸泡時間：24 小時

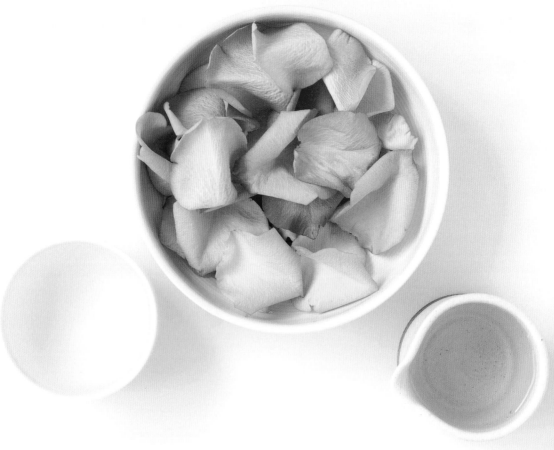

容　　器	香水玻璃瓶（500ml 或 250ml×2，可使用噴頭）
使用器具	消毒過的有蓋玻璃罐或容器（500ml）、過濾紗布
基底材料	過濾水（或礦泉水、蒸餾水）375ml、伏特加 125ml
香氛材料	玫瑰鮮花 25g（或乾燥花 6g）

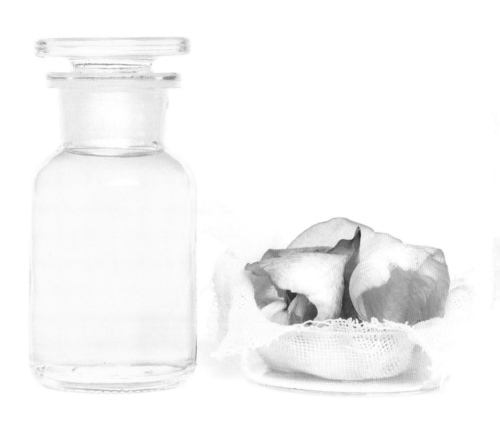

製作步驟

1. 若使用鮮花,先鋪在紙巾上風乾一夜。拍掉花上的髒污,取下莖梗上的花瓣。

2. 將花瓣放入玻璃罐或容器,倒入伏特加後蓋緊蓋子,靜置 24 小時。

3. 打開蓋子,用湯匙搗碎花瓣。加水後重新蓋緊,放在陰涼處兩週。每隔幾天,打開察看並搗碎花瓣。

4. 用紗布過濾取汁,倒入玻璃瓶後,放進冰箱冷藏。

茉莉紓壓香精

茉莉花親切的甜香氣息是天然的鎮靜劑，
並可緩解壓力和焦慮，同時也帶著性感與魅惑的氛圍。

香調：花香調　　準備時間：5 分鐘　　靜置時間：兩週

製作分量：500ml　　浸泡時間：24 小時

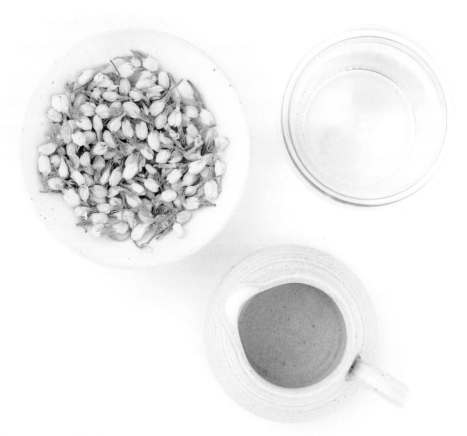

容　　　器　香水玻璃瓶（500ml 或 250ml×2，可使用噴頭）
使用器具　消毒過的有蓋玻璃罐或容器（500ml）、過濾紗布
基底材料　過濾水（或礦泉水、蒸餾水）375ml、伏特加 125ml
香氛材料　茉莉鮮花 45g（或乾燥花 25g）

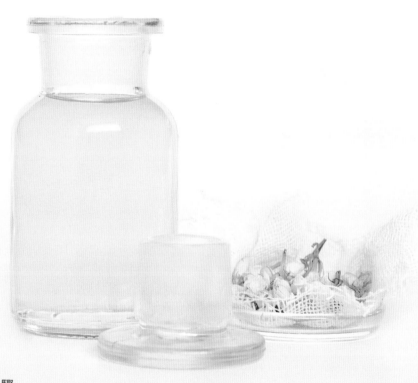

製作步驟

1. 若使用鮮花，先鋪在紙巾上風乾一夜。拍掉花上的髒污，取下莖梗上的花瓣。

2. 將花瓣放入玻璃罐或容器，倒入伏特加後蓋緊蓋子，靜置 24 小時。

3. 打開蓋子，用湯匙搗碎花瓣。加水後重新蓋緊，放在陰涼處兩週。每隔幾天，打開察看並搗碎花瓣。

4. 用紗布過濾取汁，倒入玻璃瓶後，放進冰箱冷藏。

接骨木花香精

接骨木花的迷人氣味，可以讓生活中充滿正能量。
在此選用乾燥的接骨木花以增強氣味。

香調：花香調　　準備時間：5 分鐘　　靜置時間：兩週
製作分量：500ml　浸泡時間：24 小時

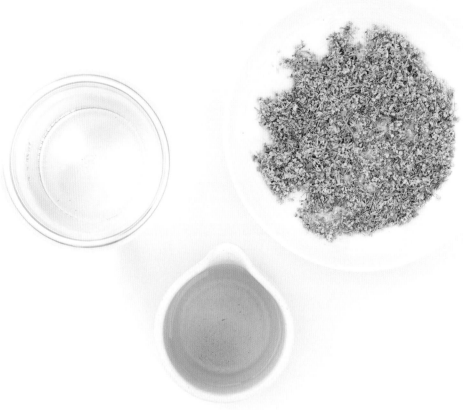

容　　器　香水玻璃瓶（500ml 或 250ml×2，可使用噴頭）
使用器具　消毒過的有蓋玻璃罐或容器（500ml）、過濾紗布
基底材料　過濾水（或礦泉水、蒸餾水）375ml、伏特加 125ml
香氛材料　接骨木乾燥花 25g（或鮮花 30g）

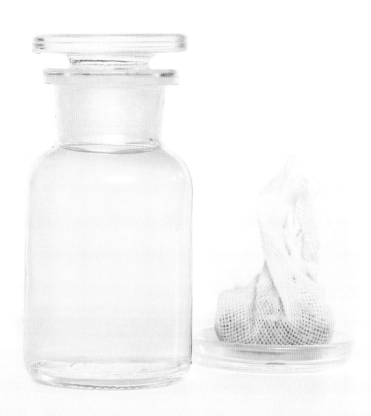

製作步驟

1. 若使用鮮花,先鋪在紙巾上風乾一夜。拍掉花上的髒污,取下莖梗上的花瓣。

2. 將花瓣放入玻璃罐或容器,倒入伏特加後蓋緊蓋子,靜置 24 小時。

3. 打開蓋子,用湯匙搗碎花瓣。加水後重新蓋緊,放在陰涼處兩週。每隔幾天,打開察看並搗碎花瓣。

4. 用紗布過濾取汁,倒入玻璃瓶後,放進冰箱冷藏。

香草玫瑰古龍水

古龍水是香氣輕淡的酒精基底香水，
微微散發酒精的氣味。現在就來嘗試調香，創造喜愛的氣味。

香調：花香調   準備時間：5 分鐘

製作分量：50ml   熬煮時間：2 ～ 6 週

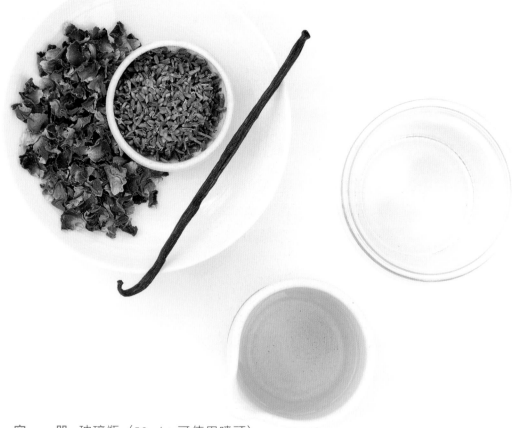

容　　器　玻璃瓶（50ml，可使用噴頭）

使用器具　消毒過的寬口玻璃密封罐（250ml）、過濾紗布

基底材料　伏特加 30ml（或足以蓋過香料三公分；若使用鮮花，則需 50ml）

香氛材料　乾燥玫瑰花瓣一把（或新鮮花瓣兩把）、薰衣草乾燥花一把
　　　　　（或鮮花兩把）、香草豆莢一支

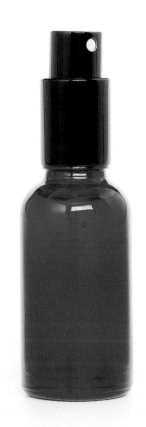

製作步驟

1. 將新鮮或乾燥原料放進廣口玻璃罐,倒入伏特加直到蓋過原料三公分。

2. 放在陰涼處二至六週(放愈久,香氣愈濃)。每隔幾天檢查氣味,並以湯匙搗碎原料。

3. 用紗布過濾取汁,倒入玻璃瓶後,放進冰箱冷藏。

柑橘薄荷古龍水

·····································

柳橙的溫暖香調搭配提神醒腦的薄荷香氣，
使用這款古龍水，可以讓人精神煥發。

香調：清新調　　準備時間：5 分鐘
製作分量：50ml　熬煮時間：2～6 週

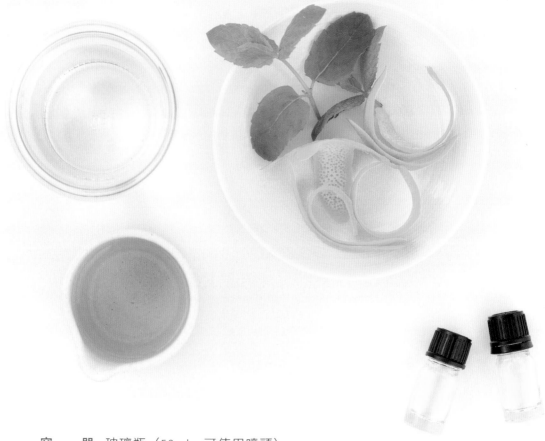

容　　　器	玻璃瓶（50ml，可使用噴頭）
使用器具	消毒過的寬口玻璃密封罐（250ml）、過濾紗布
基底材料	伏特加 30ml（或足以蓋過原料三公分）
香氛材料	橙皮（去掉內層白髓）一顆、新鮮薄荷葉一小把、甜橙精油 5 滴、胡椒薄荷精油 1 滴

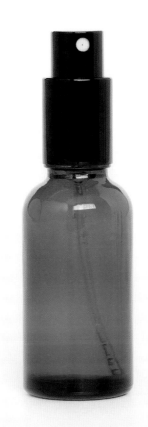

製作步驟

1. 將新鮮或乾燥原料放進廣口玻璃罐,倒入伏特加直到蓋過原料三公分。

2. 放在陰涼處二至六週(放愈久,香氣愈濃)。每隔幾天檢查氣味,並以湯匙搗碎原料。

3. 用紗布過濾取汁,倒入玻璃瓶後,放進冰箱冷藏。

月桂乳香滾珠油

月桂葉爲這款香氛增添絕佳綠葉芳香，
乳香和雪松的溫和氣味，散發舒服的草本香調。

香調：木質調　準備時間：5 分鐘　浸泡時間：2 ～ 6 週
製作分量：30ml　熬煮時間：20 分鐘

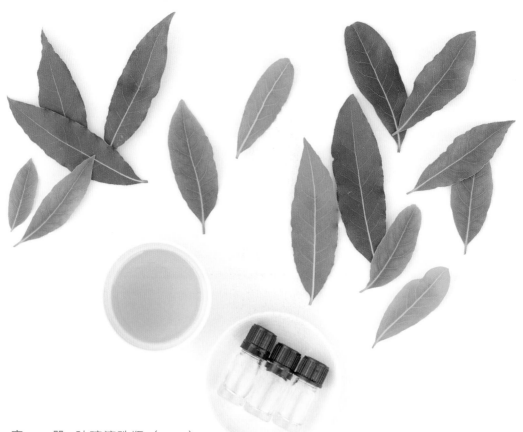

容　　器　玻璃滾珠瓶（30ml）

使用器具　深平底鍋、滴管或小漏斗、過濾紗布

基底材料　橄欖油 30ml

香氛材料　新鮮月桂葉 15 片、乳香精油 10 滴、大西洋雪松精油 5 滴、
香根草精油 2 滴

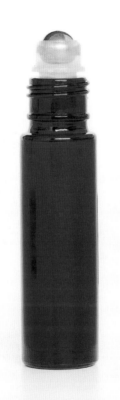
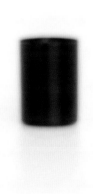

製作步驟

1. 將橄欖油和月桂葉放入鍋內，加熱至略滾。

2. 續轉小火煮 20 分鐘後熄火。放涼後，用紗布過濾取汁。

3. 加入精油，倒入滾珠瓶，將滾珠輕扣裝上並旋緊瓶蓋。

4. 雙手滾動瓶身 5 ～ 10 秒，使原料混合均勻。放在陰涼處二至六週後可
   使用。

....
Tips 使用時，可塗抹於脖子、太陽穴和手腕。

雪松假日滾珠油

這款香氣令人神清氣爽，其中添加的精油具防蚊功效，
是出外旅遊的最佳良伴。

香調：清新調　　準備時間：5 分鐘

製作分量：10ml　　熬煮時間：2 週

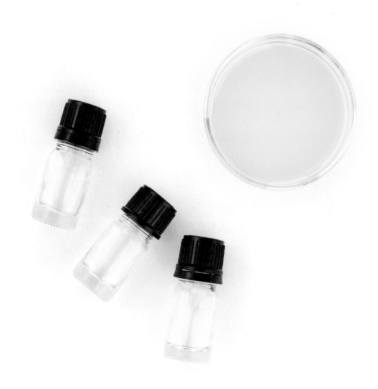

容　　器　滾珠瓶（10ml）

使用器具　滴管或小漏斗

基底材料　荷荷芭油或甜杏仁油 10ml

使用精油　雪松精油 6 滴、尤加利精油 3 滴、香茅精油 3 滴

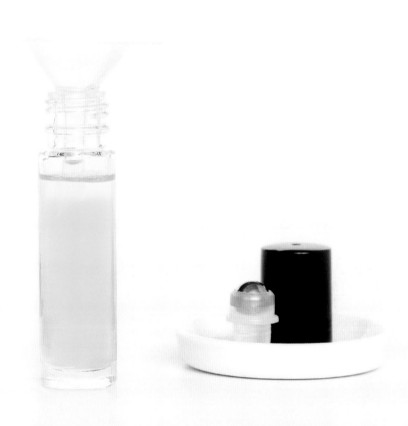

製作步驟

1. 將荷荷芭油或甜杏仁油倒入滾珠瓶內。

2. 滴入精油，將滾珠輕扣裝上並旋緊瓶蓋。

3. 以雙手滾動瓶身 5～10 秒使原料混合均勻。放在陰涼處兩週後可使用。

....

Tips 使用時，可塗抹於手腕、腳踝、頸背和耳後。

葡萄柚活力滾珠油

滾珠油是容易製作的香氛類型，也很適合送禮。
試試這些調香配方，享受自創香水的樂趣。

香調：清新調　　準備時間：5 分鐘
製作分量：10ml

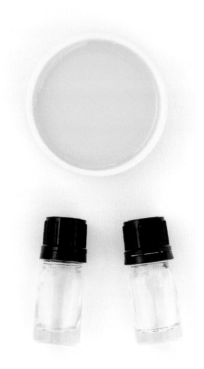

容　　器　滾珠瓶（10ml）
使用器具　滴管或小漏斗
基底材料　分餾椰子油（或甜杏仁油、荷荷芭油）10ml
使用精油　葡萄柚精油 20 滴、胡椒薄荷精油 5 滴

❋ **調合花香：**20 滴茉莉精油＋ 5 滴萊姆精油

製作步驟

1. 將精油滴入滾珠瓶內。

2. 倒入椰子油、甜杏仁油或荷荷芭油。

3. 將滾珠輕扣裝上並旋緊瓶蓋，搖晃 5 ～ 10 秒使其充分混合。
....

Tips 使用時，可塗抹於手腕上。若使用椰子油，香水會出現椰子味。

萊姆紓壓滾珠油

萊姆和丁香精油調製的滾珠油，有助於紓解壓力。
適用於重要會議前，或需要專注、平靜時。

香調：清新調　準備時間：5 分鐘
製作分量：10ml

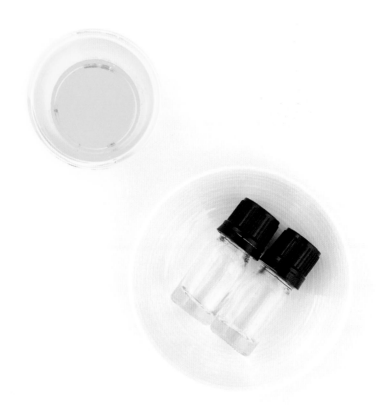

容　　　器　滾珠瓶（10ml）
使用器具　滴管或小漏斗
基底材料　分餾椰子油（或甜杏仁油、荷荷芭油）10ml
使用精油　萊姆精油 20 滴、丁香精油 5 滴

✺ **舒緩香氣**：15 滴薰衣草精油＋5 滴香草精油＋5 滴檸檬精油

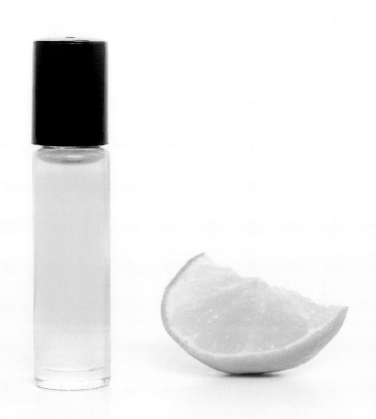

製作步驟

1. 將精油滴入滾珠瓶內。

2. 倒入椰子油、甜杏仁油或荷荷芭油。

3. 將滾珠輕扣裝上並旋緊瓶蓋，搖晃 5 ～ 10 秒使其充分混合。

....

Tips 使用時，可塗抹於手腕上。若使用椰子油，香水會出現椰子味。

茶玫瑰滾珠油

可以使用綠茶、紅茶、印度香料茶，
或其他任何喜歡的茶葉加入調配。

🌸 香調：花香調　⏱ 準備時間：5 分鐘　⏱ 靜置時間：24 小時

🍶 製作分量：200ml　⏱ 熬煮時間：30 小時

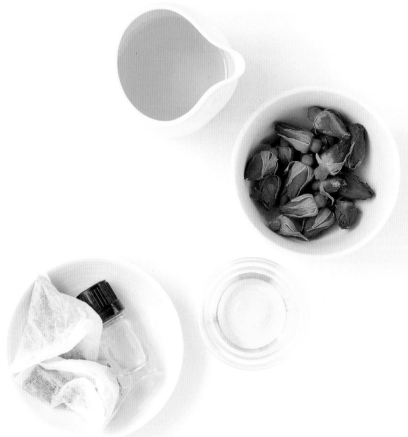

容　　器　滾珠瓶（10ml，20 個）

使用器具　深平底鍋、過濾紗布、滴管或小漏斗

基底材料　橄欖油 200ml、維他命 E 油 10ml

香氛材料　乾燥玫瑰果 30g、綠茶包 2 個、花梨木精油 20 滴

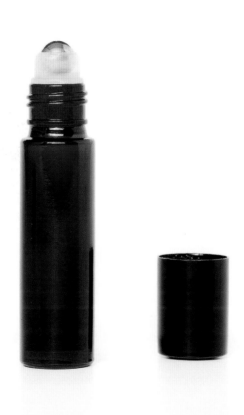 印度茶與佛手柑：2 個印度茶包＋ 40 滴佛手柑精油

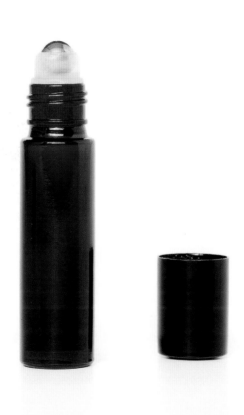

製作步驟

1. 將橄欖油倒入深平底鍋內，小火緩慢加熱至略滾。

2. 加入茶包和玫瑰果，小火續煮 30 分鐘關火。放涼後，以紗布過濾取汁，加入精油和維他命 E 油。

3. 倒入滾珠玻璃瓶。，將滾珠輕扣裝上並旋緊瓶蓋。

4. 雙手滾動瓶身 5 ～ 10 秒使原料混合均勻。靜置 24 小時候可使用。

....

Tips　使用時，可塗抹於手腕、頸部和太陽穴。

柑橘熱帶滾珠油

此配方以分餾椰子油作為基底油，
塗抹在肌膚上散發柔和的椰子香。

❋ 香調：花香調　⏱ 準備時間：5 分鐘
🧴 製作分量：10ml

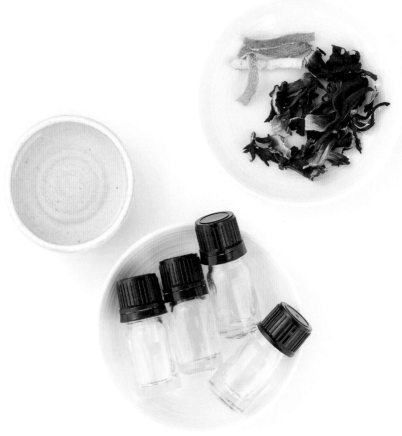

容　　器　滾珠瓶（10ml）

使用器具　鑷子、滴管或小漏斗

基底材料　分餾椰子油（或甜杏仁油、荷荷芭油）4ml

香氛材料　乾燥木槿花 3 ～ 5 片、乾燥橙皮 3 ～ 4 片、橘子精油 2 滴、依
　　　　　蘭精油 2 滴、生薑精油 1 滴、粉紅胡椒精油 1 滴

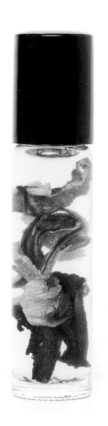

製作步驟

1. 用鑷子把木槿花和橙皮放進瓶內。倒入基底油，頂端預留一點空間。

2. 滴入精油。若仍有空間，再倒入基底油填滿。

3. 將滾珠輕扣裝上並旋緊瓶蓋，雙手滾動瓶身數秒以充分混合原料。

....
Tips 使用時，可塗抹於手腕、頸部和太陽穴。

薰衣草鎮靜滾珠油

薰衣草香氣向來有其愛好者，不妨試試這個迷人的配方，
也能送給朋友，作為鎮靜舒緩的禮物。

⚜ 香調：花香調　　⏱ 準備時間：5分鐘
🧴 製作分量：10ml

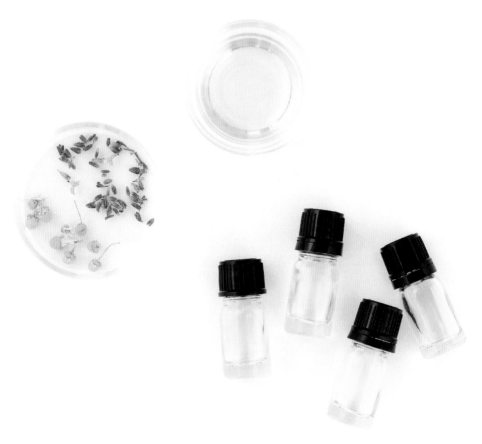

容　　器　玻璃滾珠瓶（10ml）

使用器具　鑷子、滴管或小漏斗

基底材料　甜杏仁油或其他基底油 4ml

香氛材料　薰衣草花 1 小撮、洋甘菊花 9 朵、阿米香樹精油 2 滴、薰衣草
　　　　　精油 2 滴、胡椒薄荷精油 1 滴、杜松子精油 1 滴

❀ **玫瑰溫和混合精油：** 3 ～ 4 朵玫瑰花苞＋ 3 滴天竺葵精油＋ 2 滴祕魯香脂
精油＋ 1 滴乳香精油＋ 1 滴檀香精油

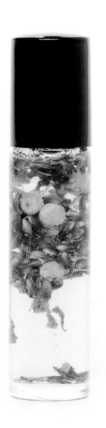

製作步驟

1. 用鑷子將花朵放進瓶內。倒入基底油，頂端預留一點空間。

2. 滴入精油。若仍有空間，再倒入基底油填滿。

3. 將滾珠輕扣裝上並旋緊瓶蓋，雙手滾動瓶身數秒以充分混合原料。
....
Tips 使用時，可塗抹於手腕、頸部和太陽穴。

玫瑰花水噴霧

無論香精、臉部噴霧、香皂和洗髮精都愛用玫瑰水作爲基底。
製成髮香水，還可滋養頭皮。

香調：木質調　　準備時間：15 分鐘

製作分量：400ml　　熬煮時間：5 ～ 10 分鐘

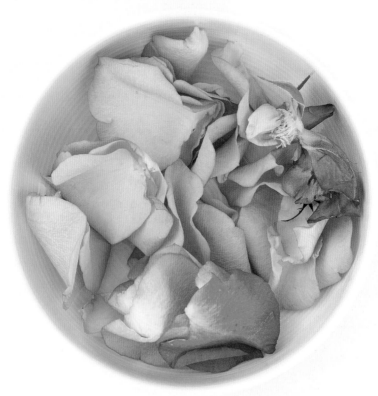

容　　　器　玻璃噴霧瓶（400ml 或 200ml×2）

使用器具　有蓋的深平底鍋、過濾紗布

基底材料　水 400ml

香氛材料　新鮮玫瑰花瓣 15 ～ 20g（或乾燥花瓣 5g）

延 伸 配 方

❀ **薰衣草水**：新鮮薰衣草 10g（或乾燥花 5g）

🍃 **茉莉花水**：新鮮茉莉花 10g（或乾燥花 5g）

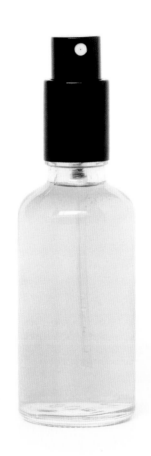

製作步驟

1. 將花瓣放進深平底鍋，加入 400ml 的水，蓋上鍋蓋煮滾。

2. 轉小火續煮 5 ～ 10 分鐘，直到花瓣褪色。蓋上鍋蓋，待完全冷卻。

3. 以紗布過濾取汁，倒入噴霧玻璃瓶。室溫下香氣可持續一週，冷藏可持續 8 ～ 12 週。

....

Tips 適用於臉部、頭髮和身體。

薰衣草兩用噴霧

薰衣草既能放鬆身心又能提振精神，
製成身體、頭髮兩用噴霧，還能使乾燥粗糙的毛髮變得光滑柔順、
減少皮膚毛細孔阻塞，並鎮靜消炎。

🌸 香調：花香調　　⏱ 準備時間：15 分鐘

🧴 製作分量：250ml　　⏱ 熬煮時間：4 ～ 8 週

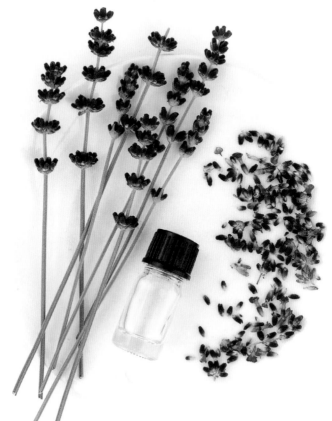

容　　器 玻璃噴霧瓶（250ml）

使用器具 有蓋的深平底鍋、過濾紗布

基底材料 水 240ml

香氛材料 薰衣草鮮花 1 把、薰衣草精油 4 滴

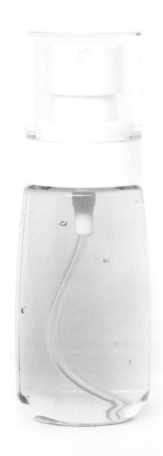

製作步驟

1. 鍋內注入 240ml 的水，煮至沸騰關火。

2. 將薰衣草放進鍋內，蓋上鍋蓋，浸泡 4 ～ 8 小時後，以紗布過濾取汁。

3. 加入薰衣草精油，倒入噴霧玻璃瓶。冷藏可保存六個月。

....

Tips 適合噴在頭髮和身體，晚上塗抹晚霜前噴在臉部能助眠。

蘆薈髮香噴霧

蘆薈凝膠有護髮效果，使用這款噴霧能增加秀髮光澤、
打造亮麗秀髮，聞起來也香氣宜人。

香調：清新調　　準備時間：5 分鐘
製作分量：100ml　熬煮時間：2 週

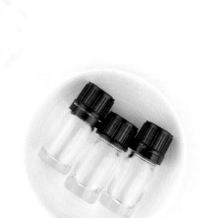

容　　器　噴霧玻璃瓶（100ml）
使用器具　玻璃杯、漏斗
基底材料　過濾水（或礦泉水、蒸餾水）80ml、蘆薈凝膠 10ml
使用精油　佛手柑精油 20 滴、迷迭香精油 10 滴、雪松精油 10 滴

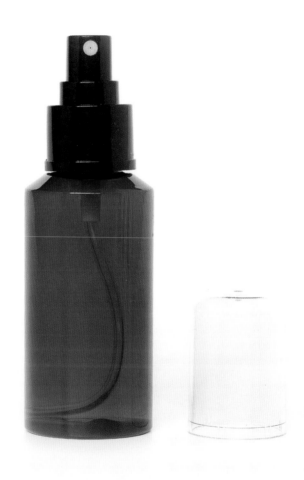

製作步驟

1. 將蘆薈放入玻璃罐並充分混合。滴入精油攪勻。

2. 加水，攪拌後裝入噴霧瓶。蓋緊後存放在陰涼處。

....
Tips　使用前須先搖勻。使用時，可適量噴在頭髮上。

柑橘能量身體噴霧

身體噴霧香氣輕淡，可用於身體、衣物或頭髮。從這款基礎配方開始，可以嘗試更多混合香調，研發獨一無二的香氣。

🌀 香調：清新調　　　⏱ 準備時間：5 分鐘
🧴 製作分量：60～80ml

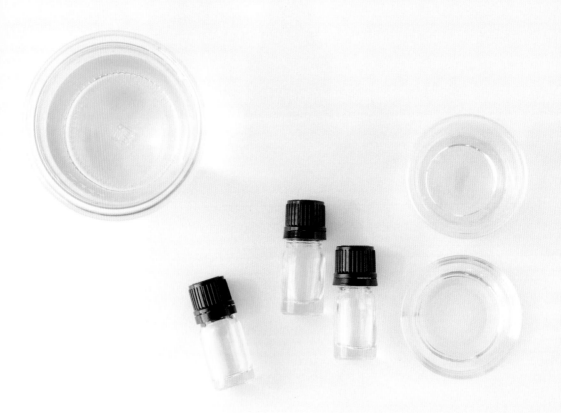

容　　器　噴霧玻璃瓶（60～80ml）
基底材料　過濾水（或礦泉水、蒸餾水）30ml、伏特加 15ml、植物甘油　15ml
使用精油　葡萄柚精油 10 滴、萊姆精油 4 滴、檸檬精油 4 滴

柳橙與綜合香料：10 滴柳橙精油＋4 滴香草精

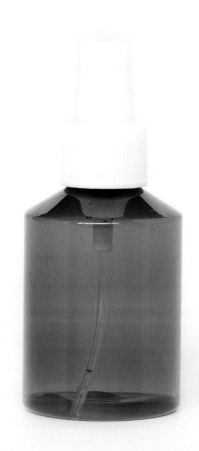

製作步驟

1. 所有材料放入噴霧玻璃瓶混合。

2. 裝上噴頭搖勻。

....

Tips 使用前須先搖勻。使用時，可每隔兩小時噴一次，或依個人喜好補噴。

甜橙伊蘭橙花噴霧

這款身體噴霧使用金縷梅和蘆薈配方代替酒精。
若喜歡不同的香氣，可改用其他以水爲基底的香氛配方，
如薰衣草、玫瑰或茉莉替代橙花水（請參閱第 72 頁）。

香調：清新調　　準備時間：5 分鐘
製作分量：250ml

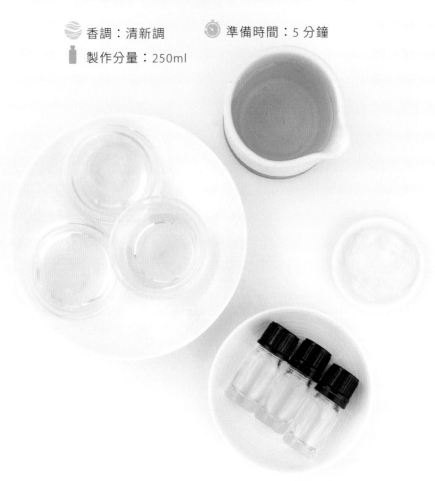

容　　器　玻璃瓶（250ml，附細霧噴頭）
基底材料　過濾水（或礦泉水、蒸餾水）225ml、橙花水 3 茶匙、甘油（或
　　　　　植物甘油）1 茶匙、蘆薈凝膠 1 茶匙、金縷梅 1 茶匙
使用精油　甜橙精油 10 滴、依蘭精油 5 滴、胡椒薄荷精油 5 滴

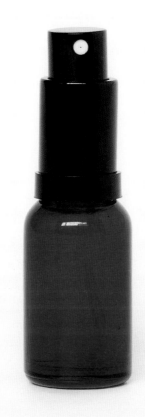

製作步驟

1. 將蘆薈放進容器進行混合。水先不放，加入其他所有原料並攪勻。

2. 倒入噴霧玻璃瓶，加水後旋緊噴頭，即可使用。

....
Tips 適用於身體、衣物或頭髮，使用前須先搖勻。

喜馬拉雅海鹽身體噴霧

海鹽富含礦物質，能滋養肌膚，
使肌膚煥然一新。

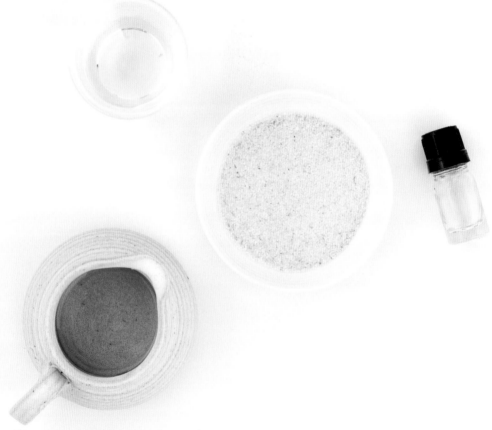

香調：東方調　　準備時間：5 分鐘

製作分量：250ml

容　　器　噴霧玻璃瓶（250ml）
基底材料　過濾水（或礦泉水、蒸餾水）225ml、喜馬拉雅海鹽 3 茶匙、
　　　　　伏特加 2 茶匙
使用精油　香草精油 7 滴

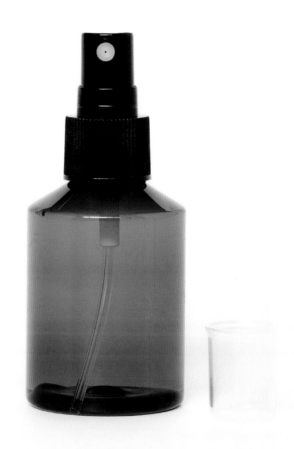

製作步驟

1. 將海鹽、伏特加和精油倒入瓶中。

2. 加水後裝上噴頭，搖一搖以充分混合。香氣可持續約 3 個月。

茶樹除臭噴霧

茶樹具抗菌功效。可清潔、消毒和淨化肌膚。
清爽的草本香氣還能掩蓋體味，並防止刺激。

香調：東方調　　準備時間：5 分鐘

製作分量：250ml

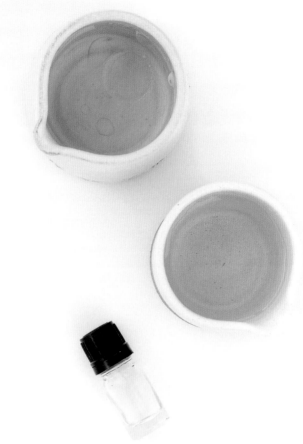

容　　器　噴霧玻璃瓶（250ml）
基底材料　金縷梅 120MI、過濾水（或礦泉水、蒸餾水）120ml
使用精油　茶樹精油 14 滴

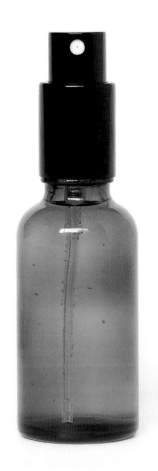

製作步驟

1. 將金縷梅和精油放入瓶中，加水。

2. 裝上噴頭，搖一搖以充分混合。可於陰涼處存放三個月。

......

Tips　若屬於敏感肌膚或對茶樹油過敏者，請先進行貼膚測試（請參閱第 29 頁）。必要時，以迷迭香或薰衣草精油代替。

佛手柑檸檬能量香膏

試試這款簡單的固體香水配方，柑橘能讓您整天能量飽滿。
可以直接塗抹在手腕上，也可吸嗅以提振精神。

香調：清新調　　準備時間：5 分鐘　　冷卻時間：最多 30 分鐘
製作分量：30ml　　熬煮時間：10 分鐘

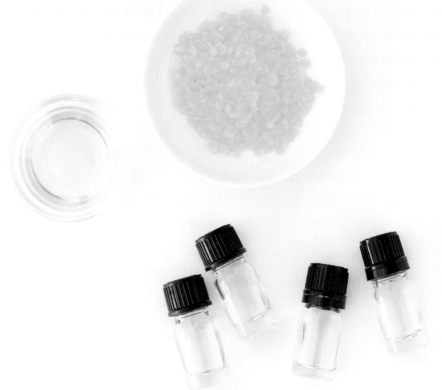

容　　　器　鋁盒／唇膏盒（15ml×2）

使用器具　盛裝蜂蠟的耐熱杯、深平底鍋、攪拌木棒

基底材料　甜杏仁油（或荷荷芭油、葡萄籽油）1 茶匙（也可用 ½ 茶匙甜
　　　　　杏仁油＋½ 茶匙椰子油）、蜂蠟顆粒 1 茶匙（若使用椰子油，
　　　　　則僅加入 ½ 茶匙）

使用精油　佛手柑精油 15 滴、檸檬精油 10 滴、甜橙精油 5 滴、紅橘精
　　　　　油 5 滴

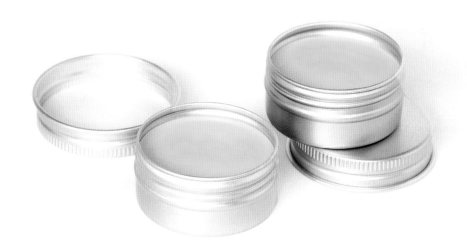

製作步驟

1. 將蠟和油放入耐熱玻璃杯。注水入深平底鍋內，將玻璃杯把手靠在鍋子外緣（請參閱第 30 頁）。

2. 水加熱至略滾，小火續熱 10 分鐘，或直到蠟融化。小心熄火並用攪拌棒混合。

3. 加入精油，倒入鋁盒或唇膏盒。盒蓋稍微蓋上（先保持微開以預防水氣產生），等待冷卻凝固。

4. 香水熟成時，香氣會變得更濃。依不同的基底油，香氣持續 6 ～ 12 個月不等（請參閱第 28 頁）。

佛手柑葡萄柚鎮定香膏

....

固體香水的優點是攜帶方便。香膏一天可塗抹三至四次，由於配方中的天然精油不像市售產品香氣濃烈，因此塗抹次數需頻繁些。

◉ 香調：清新調　⏱ 準備時間：5 分鐘　⏱ 冷卻時間：最多 30 分鐘

🧴 製作分量：30ml　⏱ 熬煮時間：10 分鐘

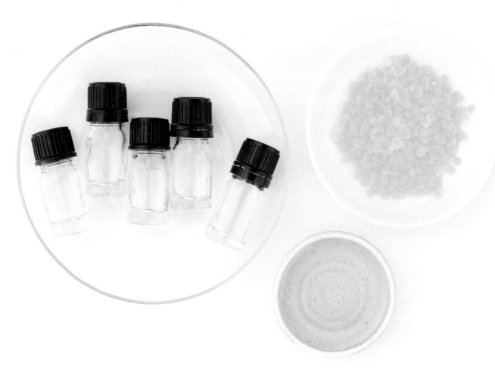

容　　　器　鋁盒或唇膏盒（30ml，或 15ml×2）

使用器具　盛裝蜂蠟的耐熱玻璃杯、深平底鍋、攪拌木棒

基底材料　甜杏仁油（或荷荷芭油、葡萄籽油）1 茶匙（也可用 ½ 茶匙甜杏仁油＋½ 茶匙椰子油）、蜂蠟顆粒 1 茶匙（若使用椰子油，則僅加入 ½ 茶匙）

使用精油　佛手柑精油 10 滴、葡萄柚精油 10 滴、廣藿香精油 5 滴、血橙精油 5 滴、依蘭精油 5 滴

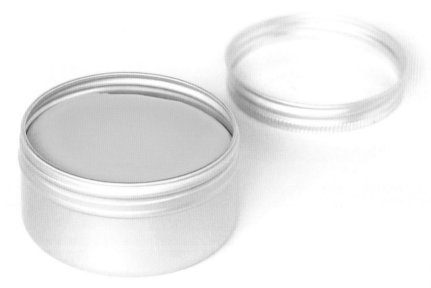

製作步驟

1. 將蠟和油放入耐熱玻璃杯。深平底鍋內裝水，玻璃杯把手靠在鍋子外緣（請參閱第 30 頁）。

2. 水加熱至略滾，小火續熱 10 分鐘，或直到蠟融化。小心熄火並用攪拌棒混合。

3. 加入精油，倒入鋁盒或唇膏盒。盒蓋稍微蓋上（先保持微開以預防水氣產生），等待冷卻凝固。

4. 當香水熟成，香氣會變得更濃。依不同的基底油，保存期從 6 ～ 12 個月不等（請參閱第 28 頁）。

紅橘天竺葵鼓舞香膏

試試這款能帶給您一整天好心情的固體香水，
柑橘類的香調令人精神煥發。

香調：清新調　　準備時間：5 分鐘　　冷卻時間：最多 30 分鐘

製作分量：30ml　　熬煮時間：10 分鐘

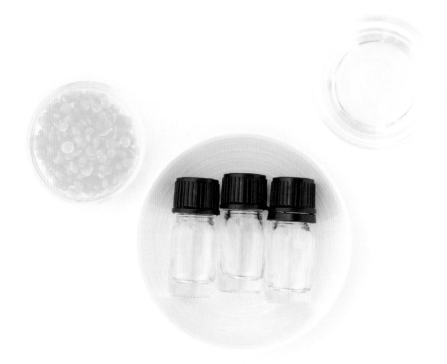

容　　器　鋁盒或唇膏盒（15ml×2）

使用器具　盛裝蜂蠟的耐熱玻璃杯、深平底鍋、攪拌木棒

基底材料　甜杏仁油（或荷荷芭油、葡萄籽油）1 茶匙（也可用 ½ 茶匙甜
　　　　　杏仁油＋ ½ 茶匙椰子油）、蜂蠟顆粒 1 茶匙（若使用椰子油，
　　　　　則僅加入 ½ 茶匙）

使用精油　紅橘精油 10 滴、天竺葵精油 10 滴、葡萄柚精油 10 滴

延 伸 配 方

🌀 **快樂活潑的香氣**：10 滴橙花精油＋ 10 滴甜橙精油＋ 10 滴萊姆精油。

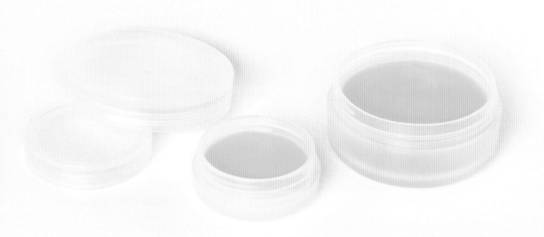

製作步驟

1. 將蠟和油放入耐熱玻璃杯。將水注入深平底鍋，玻璃杯把手靠在鍋子外緣（請參閱第 30 頁）。

2. 水加熱至略滾，小火續熱 10 分鐘，或直到蠟融化。小心熄火，並用攪拌棒混合。

3. 加入精油，倒入鋁盒或唇膏盒。盒蓋稍微蓋上（先保持微開以預防水氣產生），等待冷卻凝固。

4. 當香水熟成，香氣會變得更濃。依不同的基底油，香氣持續 6 ～ 12 個月不等（請參閱第 28 頁）。

廣藿香玫瑰香膏

將香膏放入空粉餅盒，能輕鬆放入口袋攜帶出門，
也可嘗試用盒式吊墜、珠盒或其他小容器保存攜帶。

香調：木質調　　準備時間：20 分鐘　　冷卻時間：最多 30 分鐘

製作分量：視容器尺寸而定　　熬煮時間：10 分鐘

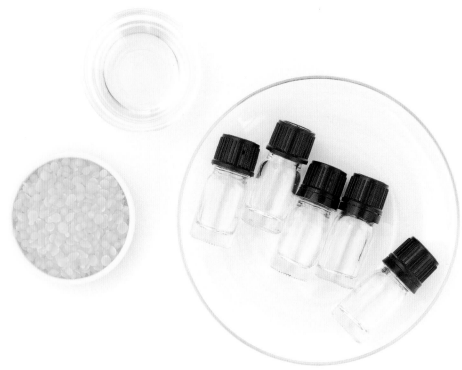

容　　　器　帶鏡粉餅盒（也可使用其他金屬盒）
使用器具　盛裝蜂蠟的耐熱玻璃杯、深平底鍋、攪拌木棒
基底材料　蜂蠟顆粒 15g、甜杏仁油 1½ 茶匙
使用精油　廣藿香精油 9 滴、玫瑰精油 9 滴、檀香木精油 6 滴、丁香苞精
　　　　　油 5 滴、橡木苔精油 3 滴

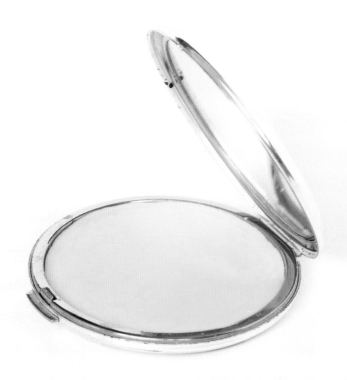

製作步驟

1. 先將所有精油按所需分量，滴入一個小杯子。耐熱玻璃杯盛入蜂蠟，放進深平底鍋（請參閱第 30 頁）。

2. 將水注入鍋內直到與蜂蠟的頂部等高。開中火，慢慢融化蜂蠟。

3. 待完全融化，加入杏仁油並用攪拌棒攪拌。混合均勻後小心熄火，加入精油。

4. 倒入容器中，很快就會凝固。放涼後可使用。

....
Tips 使用時，適於擦在手腕、脖子和太陽穴。

檀香伊蘭魅惑香膏

....

這是另一種不同形式的固態香水，
填入唇膏管等棒狀容器，更便於使用。

❀ 香調：花香調　　⏱ 準備時間：5 分鐘　　⏱ 冷卻時間：最多 30 分鐘
🔋 製作分量：15 支　　⏱ 熬煮時間：5 分鐘

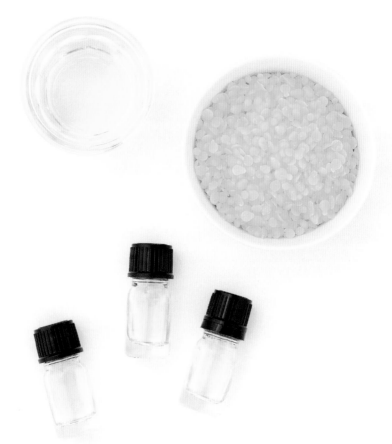

容　　器　唇膏管（5.5ml×15）
使用器具　盛裝蜂蠟的耐熱玻璃杯、深平底鍋、攪拌木棒
基底材料　蜂蠟顆粒 60g、甜杏仁油 45ml
使用精油　檀香木精油 7 滴、依蘭精油 7 滴、柳橙精油 6 滴

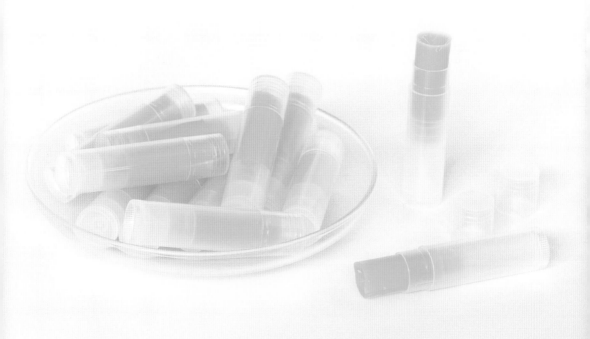

製作步驟

1. 將蜂蠟和杏仁油放入耐熱玻璃杯，然後放進深平底鍋內（請參閱第 30 頁）。

2. 將水注入鍋內直到與材料頂部等高。開中火，慢慢加熱直到蜂蠟融化。

3. 小心熄火，加入精油，混合均勻並倒入唇膏管。待冷卻凝固再蓋上蓋子。

....
Tips 使用時，可塗抹於手腕和脖子。

檀香柳橙振奮香膏

調和不同的精油，製作符合當下情緒的香膏。
這款辛香調激發旺盛精力，又混合花香，令人放鬆和恢復活力。

🍃 香調：木質調　　⏱ 準備時間：5 分鐘　　⏱ 冷卻時間：最多 30 分鐘

🧴 製作分量：約 15 支　　⏱ 熬煮時間：5 分鐘

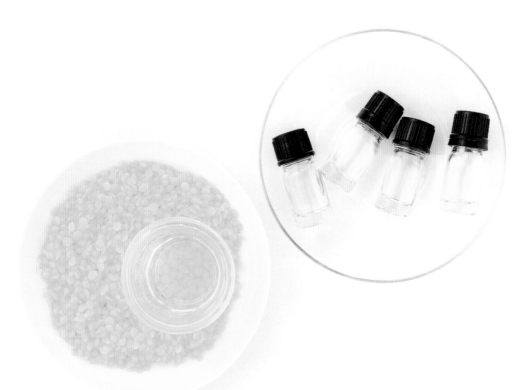

容　　　器　唇膏管（5.5ml×15）

使用器具　盛裝蜂蠟的耐熱玻璃杯、深平底鍋、攪拌木棒

基底材料　蜂蠟顆粒 60g、甜杏仁油 45ml

使用精油　檀香木精油 10 滴、柳橙精油 4 滴、依蘭精油 3 滴、廣藿香精
　　　　　油 3 滴

延 伸 配 方

✱ **混和花香**：7 滴纈草精油＋ 7 滴洋甘菊精油＋ 6 滴薰衣草精油

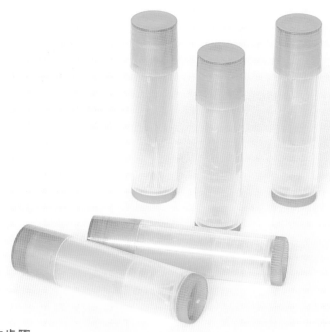

製作步驟

1. 將蜂蠟和杏仁油放入耐熱玻璃杯，然後放進深平底鍋內（請參閱第 30
   頁）。

2. 將水注入鍋內直到與材料頂部等高。開中火，慢慢加熱直到蜂蠟融化。

3. 小心熄火，加入精油，混合均勻並倒入唇膏管。待冷卻凝固再蓋上蓋子。

....

Tips 使用時，可塗抹於手腕和脖子。

伊蘭茉莉潤膚香磚

這款潤膚香磚能舒活感官並滋潤肌膚。
巴巴蘇油富含抗氧化劑，具消炎作用，可迅速被皮膚吸收。

❋ 香調：花香調　　⏱ 準備時間：30 分鐘　　⏱ 冷卻時間：10 分鐘

🧴 製作分量：6 份　　⏱ 熬煮時間：45 分鐘　　⏱ 凝固時間：隔夜
　　　　　　　　　　　　至 1 小時

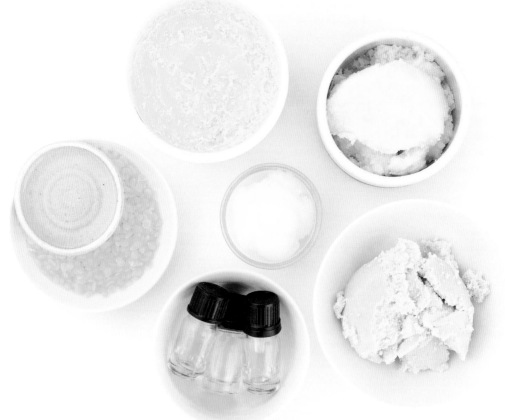

使用器具　大尺寸冰塊矽膠模型盒或花形矽膠模型盒、盛裝蜂蠟的耐熱
　　　　　　杯、深平底鍋、攪拌木棒

基底材料　可可脂 200g、乳油木果脂 160g、芒果脂 40g、巴巴蘇油 40g、
　　　　　　蜂蠟顆粒 30g、維他命 E 油 20 滴

使用精油　依蘭精油 20 滴、茉莉精油 15 滴、檀香木精油 10 滴

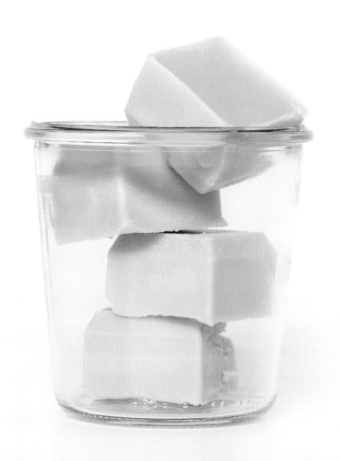

製作步驟

1. 將蜂蠟放入耐熱玻璃杯，然後放進深平底鍋內（請參閱第 30 頁）。

2. 將水注入鍋內，以中火加熱。蜂蠟融化後，加入可可脂、乳油木果脂、芒果脂和巴巴蘇油緩慢融化。

3. 小心熄火，靜待冷卻 10 分鐘。加入維他命 E 油和精油，以攪拌木棒攪勻。

4. 倒入模型。放進冰箱冷藏一晚使其固化。倒扣模型盒，即可取出潤膚磚。

....
Tips 淋浴或泡澡後，可塗抹於皮膚上並加以按摩。

薰衣草紓壓沐浴鹽

....

這款單純的薰衣草香氛沐浴鹽，送禮自用兩相宜。
預先烤過可防止結塊，並延長保存時間。

香調：花香調　　準備時間：10 分鐘　　乾燥時間：隔夜

製作分量：600g　　熬煮時間：15 分鐘

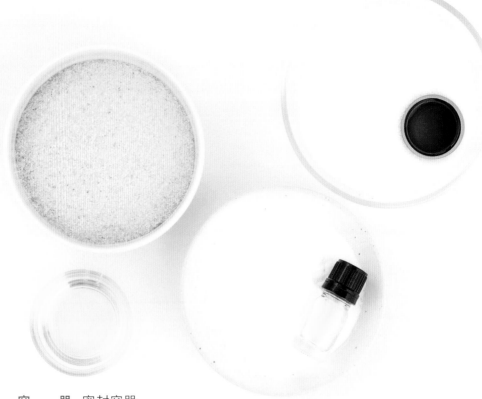

容　　　器　密封容器

使用器具　烤盤、鋁箔（錫箔）、非塑膠碗

基底材料　瀉鹽 300g、海鹽（或其他鹽類，如喜馬拉雅山岩鹽、易溶食
　　　　　鹽、凱爾特食用海鹽）300g、小蘇打 75g、甜杏仁油 1 茶匙、
　　　　　紅色食用色素 5 滴

使用精油　薰衣草精油 2 茶匙

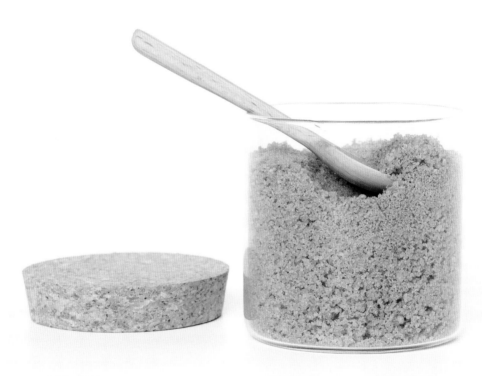

製作步驟

1. 先在烤盤鋪上兩張鋁箔紙。烤箱預熱至 80°C。

2. 瀉鹽、海鹽或其他鹽類放入非塑膠碗內混合，加入小蘇打粉過篩。

3. 將油倒入並攪拌，再加入食用色素混合均勻（可多加幾滴以加深顏色）。

4. 用木杓將混合物平鋪在鋁箔紙上。烘烤 15 分鐘，每隔 5 分鐘翻動攪拌。

5. 烤好後，再次混合均勻，放入容器或玻璃罐，蓋子打開靜置一晚，即可裝入密封容器保存。

檸檬甜橙甦活沐浴鹽

使用檸檬與甜橙精油調香的浴鹽，
刺激感官的同時，也能促進新陳代謝。

香調：清新調　　準備時間：10 分鐘　　乾燥時間：隔夜
製作分量：600g　　熬煮時間：15 分鐘

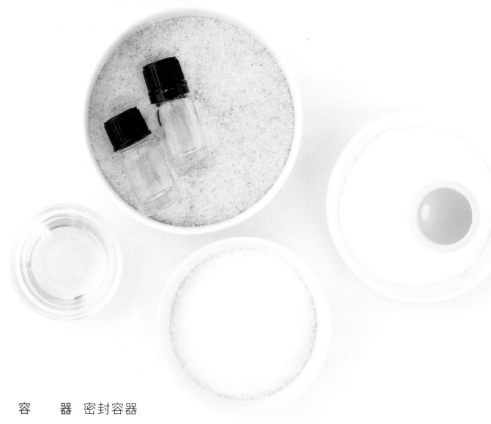

容　　　器　密封容器

使用器具　烤盤、鋁箔（錫箔）、非塑膠碗

基底材料　瀉鹽 300g、海鹽（或其他鹽類，如喜馬拉雅山岩鹽、易溶食
　　　　　鹽、凱爾特食用海鹽）300g、小蘇打 75g、甜杏仁油 1 茶匙、
　　　　　黃色食用色素 5 滴

使用精油　檸檬精油 1 茶匙、甜橙精油 1 茶匙

🌿 **清新沁鼻調和配方**：胡椒薄荷精油 1 茶匙＋尤加利精油 1 茶匙＋

5 滴藍色或綠色食用色素

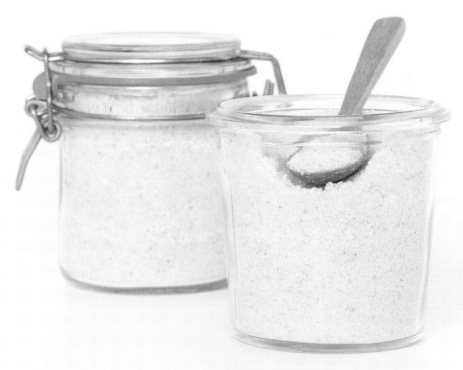

製作步驟

1. 先在烤盤鋪上兩張鋁箔紙。烤箱預熱至 80°C。

2. 瀉鹽、海鹽或其他鹽類放入非塑膠碗內混合，加入小蘇打粉過篩。

3. 將油倒入並攪拌，再加入食用色素混合均勻（可多加幾滴以加深顏色）。

4. 用木杓將混合物平鋪在鋁箔紙上。烘烤 15 分鐘，每隔 5 分鐘翻動攪拌。

5. 烤好後，再次混合均勻，放入容器或玻璃罐，蓋子打開靜置一晚，即可裝入密封容器保存。

玫瑰花瓣浴鹽餅

把浴鹽壓製成簡單的形狀，能更輕易貯存，
也能當作賞心悅目的小禮物。

✿ 香調：花香調　　⏱ 準備時間：10 分鐘

🧴 製作分量：4 ～ 6 塊　　⏱ 乾燥時間：24 小時

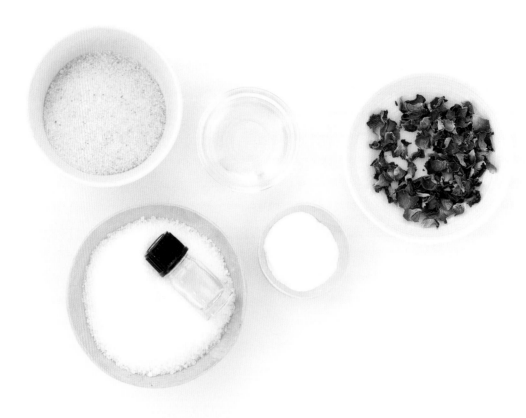

容　　器	夾鏈袋、密封玻璃罐或其他容器

容　　器　夾鏈袋、密封玻璃罐或其他容器

使用器具　烤盤、烤紙、非塑膠碗、餅乾模型

基底材料　瀉鹽 185g、喜馬拉雅山粉紅鹽 60g、小蘇打 1 茶匙

香氛材料　玫瑰精油10滴、玫瑰水1茶匙、玫瑰花瓣2茶匙（可自由添加）

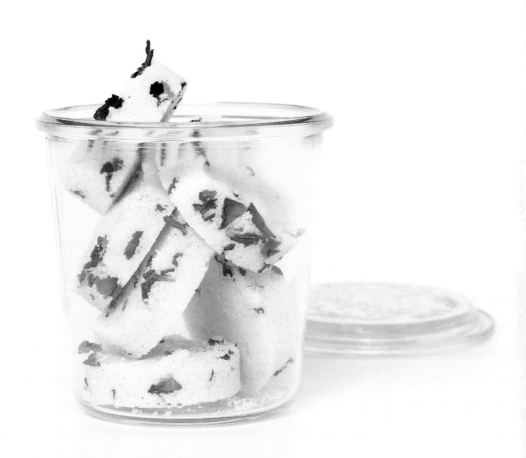

製作步驟

1. 烤盤鋪上烤紙，鹽類放入非塑膠碗內混合。加入小蘇打粉過篩。

2. 加入精油和玫瑰水充分攪拌（若選擇使用花瓣，請在此時放入）。

3. 先將餅乾模型放在烤盤上，在將混合物放進模型並壓實。

4. 輕巧移開模型，若混合物太潮濕則多加鹽重試。靜置一晚自然風乾，
   翻面再風乾 12 小時。

5. 放入夾鏈袋、密封玻璃罐或其他容器保存。

洋甘菊檸檬泡澡錠

這些美麗的香氛小方塊讓您輕輕鬆鬆就能將普通的泡澡變得芳香迷人。可嘗試各種自己喜歡的香氣。椰子油在此有紓緩肌膚的功效。

香調：花香調　　　準備時間：5 分鐘

製作分量：約 14 錠　　冷凍時間：2 小時

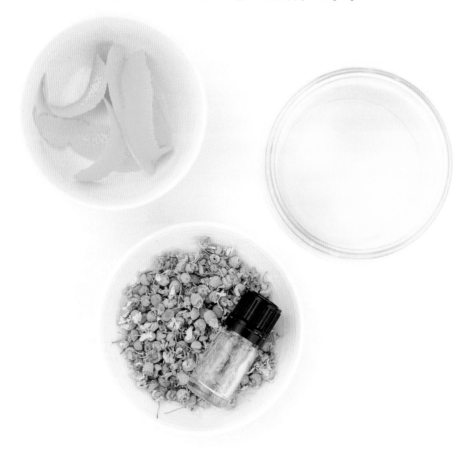

容　　器　密封玻璃罐或其他容器

使用器具　製冰盒

基底材料　融化椰子油 180ml

香氛材料　乾燥洋甘菊 2 茶匙、香蜂草精油 1½ 茶匙、檸檬皮（切成細絲）
　　　　　1 顆

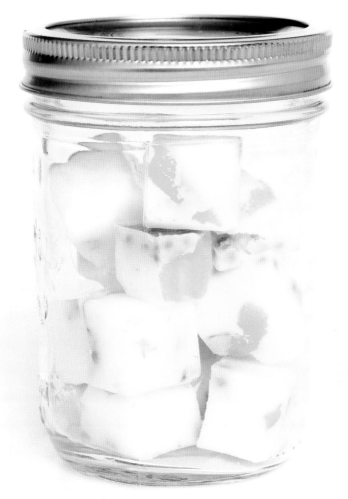

製作步驟

1. 首先融化椰子油，可放入鍋內以低溫加熱，或微波爐加熱 30 秒。

2. 倒進玻璃罐，加入精油和乾燥的花瓣攪勻。

3. 倒入製冰盒。每一格放一片檸檬皮，冷凍至少 2 小時。

4. 冷凍成形後，裝入玻璃罐或密封容器貯存於冰箱，需要時才取出。

……
Tips 泡澡時，可放一塊加入浴缸，享受溶化時散發的迷人香氣。

檸檬活力果脂美體霜

如果您喜愛油脂擦在肌膚上的觸感勝過於噴霧或滾珠瓶的使用方式，
試試這款如絲質柔細，滋潤全身肌膚的果脂美體霜，
適合在泡澡或淋浴後使用。

🌿 香調：清新調　⏱ 準備時間：50 分鐘　⏱ 固化時間：30 分鐘

🧴 製作分量：500g　⏱ 熬煮時間：30 分鐘

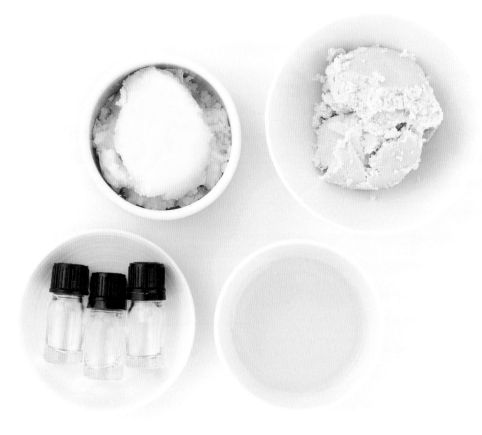

容　　器　消毒過的有蓋廣口瓶（350ml×2）
使用器具　耐熱玻璃杯、深平底鍋、刮刀、電動攪拌器
基底材料　杏仁油 240ml、乳油木果脂 120ml、可可脂 120ml
使用精油　薄荷精油 20 滴、檸檬草精油 10 滴、羅勒精油 10 滴

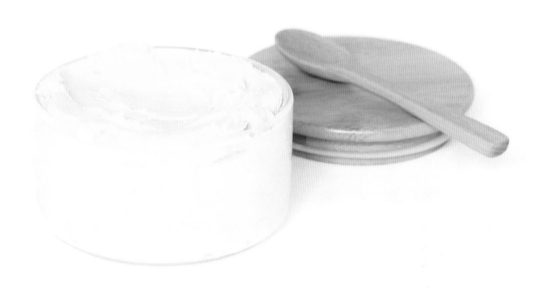

製作步驟

1. 先將乳油木果脂和可可脂放入耐熱玻璃杯,接著放進深平底鍋(請參閱第 26 頁)。

2. 將水注入鍋內,加熱至略滾,以小火慢慢融化,使用刮刀攪拌。融化後關火,冷卻 5 分鐘。

3. 放入冰箱固化(如此可避免結晶或顆粒狀)。完成固化後,從冰箱取出,靜待軟化至可用湯匙舀動的軟硬度。

4. 加入精油,使用電動攪拌器打 15 分鐘,打至蓬鬆成乳霜狀。再放回冰箱冷藏 30 分鐘。

5. 用湯匙舀至廣口瓶並蓋緊密封。

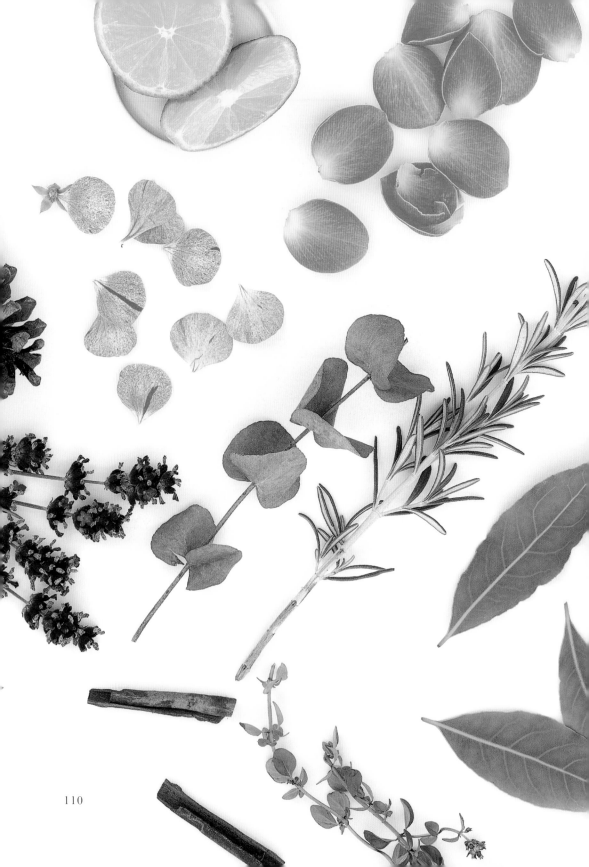

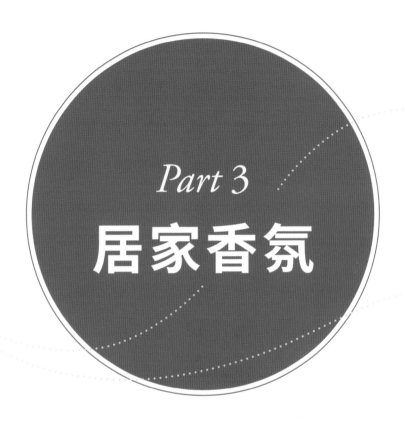

Part 3
居家香氛

從清爽的花香調到麝香和果香，自由調和各種香氣，發掘您喜愛的氣味。噴霧式香水最能呈現香氣的輕盈空氣感，油基香水和固體香水也各具魅力，營造濃重、深沉和性感魅惑。本書的配方提供紮實的基礎練習，幫助您學會調配個人化的天然香氣。

放鬆空氣清新噴霧

這款室內噴霧劑製作快速又容易，
短短幾分鐘就能使室內空間清香宜人。

香調：木質調　　準備時間：5 分鐘
製作分量：500ml

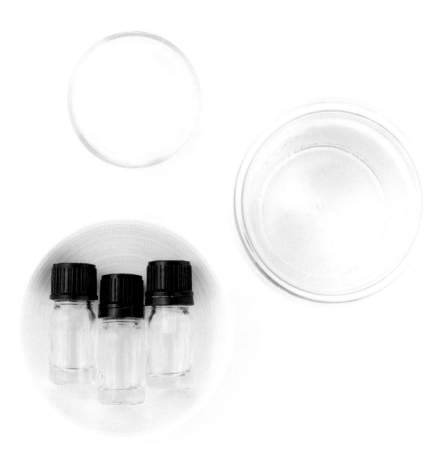

容　　器　噴霧玻璃瓶（250ml×2）
使用器具　漏斗
基底材料　過濾水（或礦泉水、蒸餾水）500ml、小蘇打 1 茶匙
使用精油　迷迭香精油 8 滴、薰衣草精油 8 滴、檸檬精油 8 滴

🌿 **純淨調和精油**：尤加利、迷迭香和葡萄柚精油各 8 滴

🌊 **活力調和精油**：萊姆、葡萄柚和天竺葵精油各 8 滴

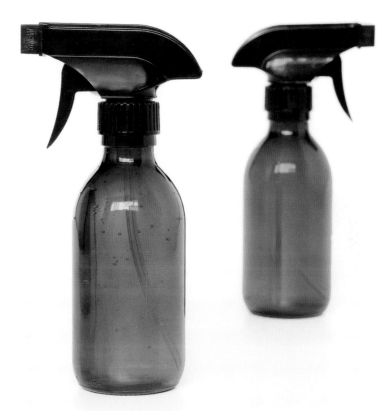

製作步驟

1. 將小蘇打和所選擇的精油放入碗裡混合。先加入一半水量充分攪勻。

2. 經漏斗倒入噴霧瓶，再加入剩餘一半的水，搖晃均勻即完成。

....
Tips　自製的天然空氣清新劑保存期限不如市售產品長久，噴灑次數也需稍微多
　　　一些，才能達到同樣效果。

空氣清新器補充液

如果有在使用市售的插電式空氣清新器，用完後可以舊瓶新裝，
將自己調製的芳香劑注入空補充瓶，賦予新生命。

🌊 香調：清新調　　　⏱ 準備時間：10 分鐘

🧴 製作分量：1 瓶　　　🕐 浸泡吸收：30 分鐘

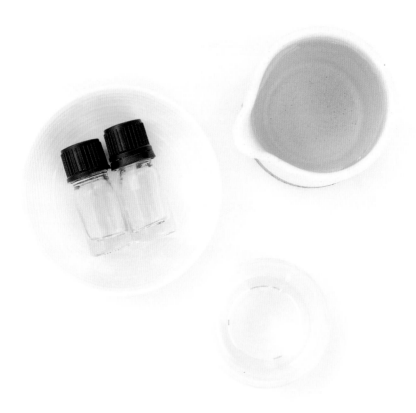

容　　　器　空氣清新器空補充瓶

使用器具　舊牙刷

基底材料　過濾水（或礦泉水、蒸餾水）30ml、伏特加 1 ～ 2 茶匙

使用精油　柳橙精油 50%、薰衣草精油 50%（依容器大小調整分量）

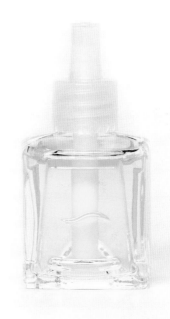

製作步驟

1. 從插電式空氣清新器拆下空的補充瓶，用牙刷洗淨以清除舊味。

2. 取下蕊頭並浸泡在溫水中 30 分鐘，再用廚房餐巾紙包裹，壓擠出殘存的芳香液。

3. 將精油加入洗淨的補充瓶至 1/3 高度，再加入伏特加至 2/3，最後加水至滿。

4. 將蕊頭重新放入，並將補充瓶裝回插座底。

鎮靜配方擴香瓶

這款擴香的特色是製作方式有趣，成分又天然無毒。
若無法取得細樹枝，可改用天然蘆葦，而且蘆葦的切口利於擴香。

香調：木質調　　　準備時間：20 分鐘

製作分量：1 個　　熬煮時間：45 分鐘～ 1 小時

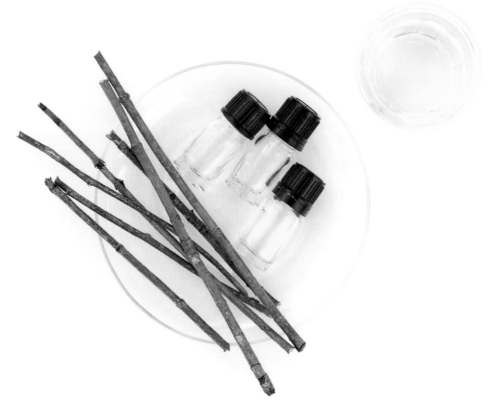

容　　器　玻璃瓶（也可用陶瓷瓶或花瓶）、細樹枝或蘆葦桿 6 ～ 12 根
　　　　　5 ～ 20cm（可依容器大小調整）
使用器具　蔬果削皮器、烤盤
基底材料　甜杏仁油 60ml
使用精油　甜橙、乳香和肉桂精油，共 6 茶匙

延 伸 配 方

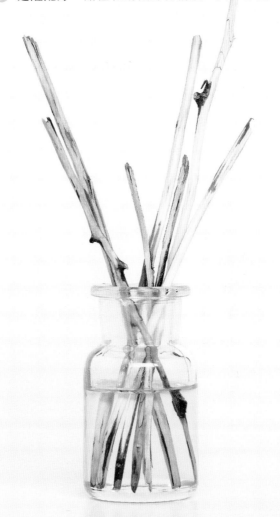

🌿 **舒眠配方**：薰衣草、雪松和乳香精油，共 6 茶匙。

🌀 **甦醒配方**：甜橙和胡椒薄荷精油，共 6 茶匙。

製作步驟

1. 烤箱預熱至 90℃，將細樹枝平鋪在烤盤上，烘烤 45 分鐘至 1 小時。
   如此可殺死蟲子並乾燥樹枝，以利樹枝吸收香氣。放涼後，用削皮器
   去樹皮。

2. 將甜杏仁油倒入玻璃瓶或花瓶，再加入精油並搖晃均勻。

3. 將細樹枝或蘆葦桿插入瓶中，盡可能插滿。等待 10 至 15 分鐘後，將
   已吸收香氛油的那端反置朝上。

. . . .
Tips 每隔幾天就要將細樹枝上下倒置，一端吸飽香氣就可換另一端。必要時，
   也可更換新的混合精油。

多肉植物擴香石

有些精油能幫助植物生長，甚至驅蟲。
火山石在此除了裝飾盆栽的土壤表面，也具擴香作用。

香調：清新調　　準備時間：10 分鐘
製作分量：1 個

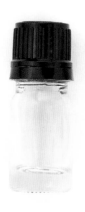
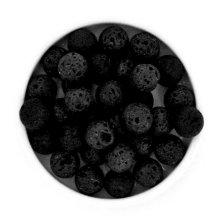

容　　器　多肉植物或室內植物盆栽、少量火山石珠子或火山岩
使用精油　薰衣草或野橘精油，1 茶匙

延 伸 配 方

促進植物生長：檸檬草、天竺葵或乳香精油，1 茶匙。

驅除蚜蟲和其他蟲子：胡椒薄荷精油，1 茶匙。

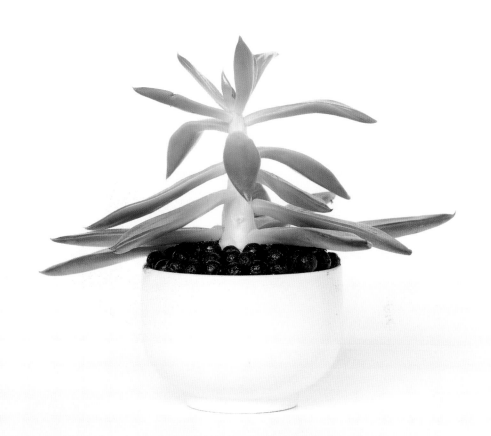

製作步驟

1. 將火山石珠子或火山岩放入小碗。

2. 滴入精油並以繞圓圈方式滾動石珠子。

3. 石珠子充分吸收精油後，鋪於盆栽土壤上。

....

Tips 必要時，可再加數滴精油在石珠子上。

精油水晶擴香珠

....

這是讓精油香氣在家裡各個角落擴散的好方法。
吸水珠有許多不同的顏色，且適合放在任何形狀的容器。

香調：清新調　準備時間：4～6 小時
製作分量：1 份　（使吸水珠吸飽水分）

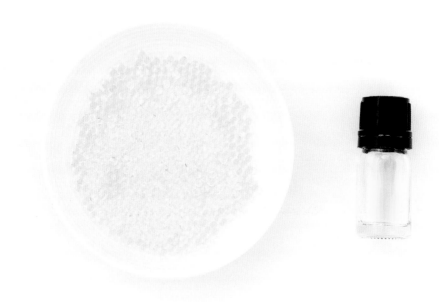

容　　　器　果醬瓶（或小花瓶、玻璃碗）
基底材料　吸水珠 2～3 茶匙（視瓶子大小而定）
使用精油　檸檬或甜橙精油 20 滴

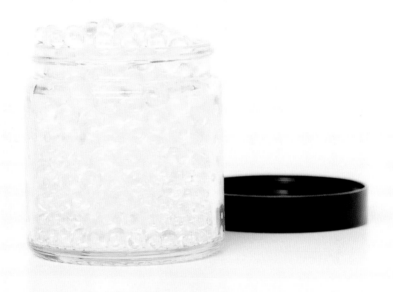

製作步驟

1. 將乾的吸水珠放進碗裡。遵照包裝袋上說明，依容器大小取出適量吸水珠。

2. 按說明，加入適量水。當吸水珠充分膨脹（約 4 ～ 6 小時），瀝乾多餘水分。

3. 將吸水珠放入瓶子或碗裡，滴入精油混勻。每隔 2 ～ 3 天再加幾滴精油，並注意補充水分以免吸水珠乾縮。

松樹迷迭香空氣清新劑

此配方簡單、製作快速，且無人工合成成分。
可使居家環境空氣清新、香氣細緻。

🌿 香調：木質調　　⏱ 準備時間：10 分鐘

🧴 製作分量：1 罐

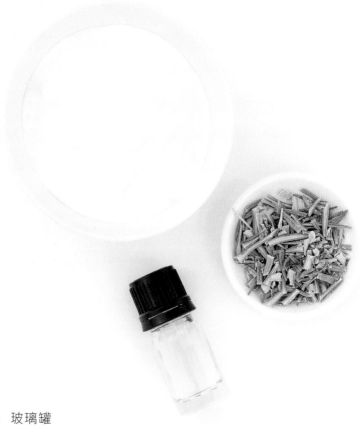

容　　器　玻璃罐

使用器具　紗布或其他透氣布料、緞帶或細繩

基底材料　小蘇打 6 茶匙

香氛材料　乾燥迷迭香 1 茶匙、松樹精油 15 滴

延伸配方

🧴 **夏日清新：**1 茶匙乾燥檸檬皮和 15 滴香草精油

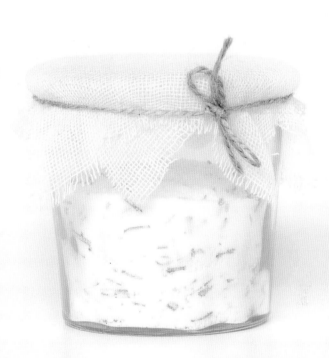

製作步驟

1. 將所有材料放入玻璃碗並攪拌均勻。

2. 倒入玻璃罐，罐口以紗布或其他透氣布料覆蓋，並以緞帶或細繩綁緊
   固定。

3. 偶爾搖幾下，必要時滴上幾滴精油。

....
Tips 每三個月更換瓶中的混合物。

草本空氣清新凝膠

這款配方製作簡單，是營造居家香氛的好方法。木本植物如百里香或迷迭香最適合在此使用，草本植物則因柔軟容易往下垂。

香調：清新調　　準備時間：5 分鐘
製作分量：250ml　　熬煮時間：15 分鐘

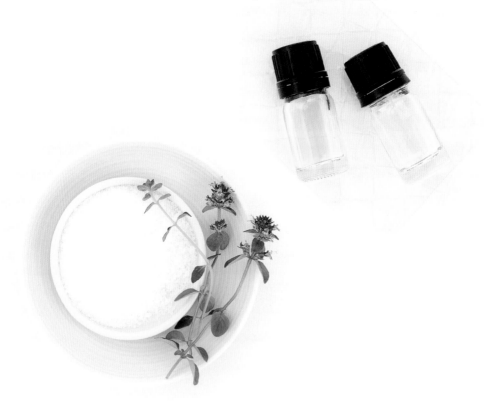

容　　　器　果醬瓶（250ml）
使用器具　深平底鍋、鐵鎚、釘子或尖刀
基底材料　明膠（或素食明膠代替品，請參閱第 24 頁）2 片、海鹽 1 茶匙
香氛材料　檸檬草精油 15 滴、百里香精油 5 滴、百里香嫩枝 3 根（視喜好加入）

🌀 **柑橘清新**：葡萄柚和萊姆精油各 10 滴，幾片乾燥的葡萄柚皮或萊姆皮。

🌿 **柳橙迷迭香**：甜橙和迷迭香精油各 10 滴，1 根迷迭香嫩枝。

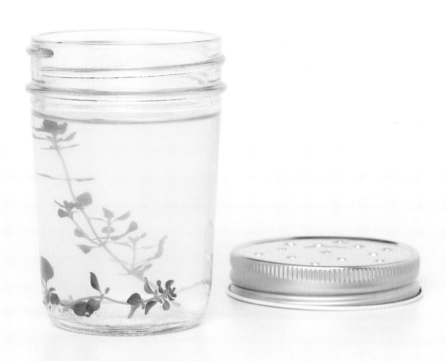

製作步驟

1. 先將 200ml 的水和鹽在鍋內加熱。鹽溶解後熄火，放入明膠，攪拌至完全溶解。

2. 加 50ml 水並攪拌至充分融合，倒入果醬瓶並加入精油。若選擇加百里香嫩枝，此時可放入。

3. 蓋上蓋子、放涼後，小心使用鐵槌和釘子或尖刀，將瓶蓋鑽約 10 ～ 12 個通風孔。

暢快呼吸羊毛氈

羊毛氈色彩繽紛，且切割後不會捲曲。
適合掛在汽車、衣櫃或櫥櫃，點上精油即可作爲擴香。

🍃 香調：木質調　　　⏱ 準備時間：10 分鐘

🧴 製作分量：4～6 片　⏱ 浸泡吸收：24 小時

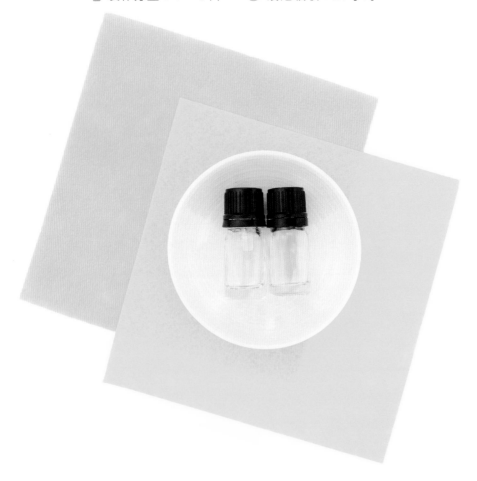

使用器具　剪刀、打孔器、小片羊毛氈、細繩（或毛線、緞帶）
使用精油　迷迭香精油 10 滴、胡椒薄荷精油 5 滴

延 伸 配 方

🌀 **衣物清新配方**：10 滴柳橙和 5 滴香草精油

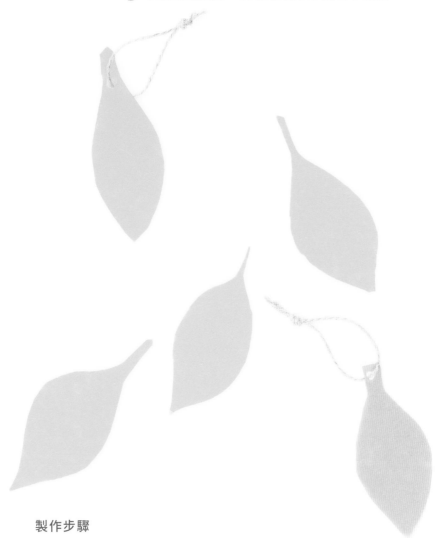

製作步驟

1. 將毛氈剪成您喜歡的形狀。可在紙上先畫好樣板，用大頭針固定在毛氈上並依樣剪裁。

2. 將精油直接滴在剪好的毛氈，讓精油滲透毛氈直到表面不再明顯可見（約 24 小時）。

3. 用打孔機在毛氈上打洞，再以細繩、毛線或緞帶穿線並打結，即可懸掛。

....

Tips 要判斷毛氈是否吸飽精油，可用手指按壓毛氈，應可看見一點精油滲出。也可用手工藝木材，裁切成喜歡的形狀。

天然乾燥花香氛

在家自己做乾燥花。加入精油會讓香氣更濃且更持久。
可用於製作香氛包或任何需要乾燥花的調香配方。

- ❀ 香調：花香調
- ⏱ 準備時間：10 分鐘
- 🧴 製作分量：1 碗
- ⏱ 熬煮時間：約 2 小時

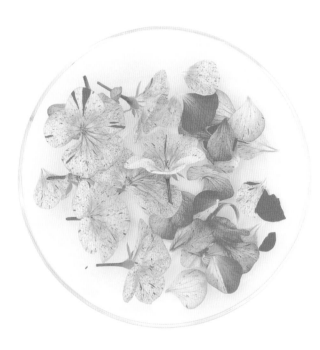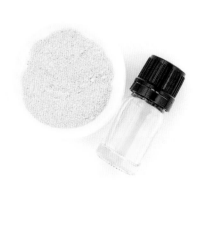

使用器具 烤盤、烤紙

香氛材料 玫瑰花瓣（或天竺葵、百合）約 2 朵、鳶尾花根粉 1 ～ 2 撮、
喜歡的精油 10 ～ 15 滴

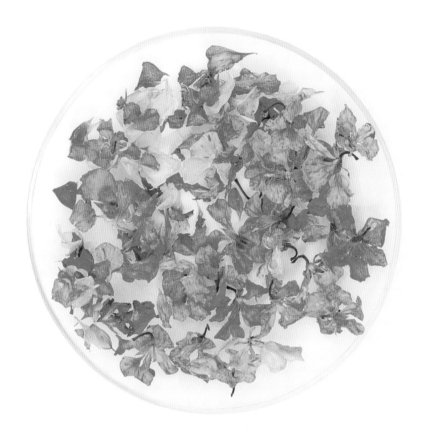

製作步驟

1. 烤箱預熱至90°C，將烤紙鋪在烤盤上。去除莖部，將花瓣一片片摘下，
   才能混合整朵花和花瓣。

2. 花瓣一片一片平鋪於烤盤，勿上下交疊，烘烤2小時或直到完全乾燥
   （含水易滋生黴菌）。花瓣變脆、變硬後，從烤箱取出放涼。

3. 滴入精油，撒上鳶尾花根粉以幫助定香。使用4～6週後可翻動攪拌，
   加幾滴新鮮精油。

....

Tips 可依個人喜好添加少量乾燥柑橘皮、漿果、青枝綠葉、雪松樹皮、香草莢
   或香草籽、松果等香氛材料，以增添香氣。

天然果乾香氛

乾燥水果可豐富香包的氣味，
這項配方是簡單易處理的入門款。

香調：清新調　　準備時間：5 分鐘

製作分量：500ml　　烘烤時間：約 1 小時 30 分

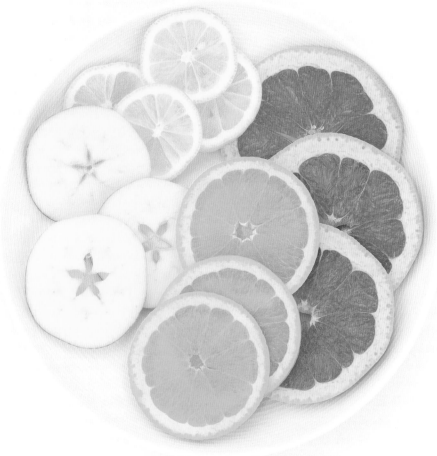

使用器具　烤盤、烤紙

香氛材料　蘋果 1 顆、柳橙 1 顆、檸檬 1 顆、葡萄柚 1 顆

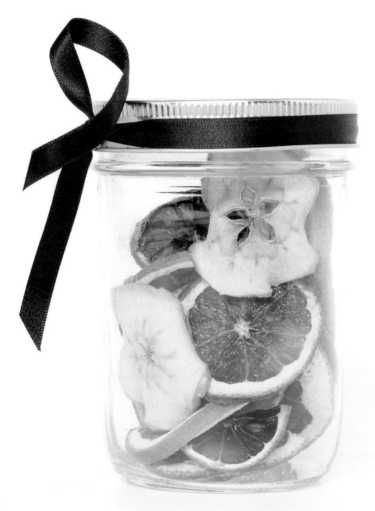

製作步驟

1. 烤箱預熱至 120°C，將烤紙鋪在烤盤上。

2. 水果切成薄片，平鋪於烤盤烘烤 1 小時 30 分；若仍嫌潮濕，再烤 15
分鐘，每 5 分鐘左右檢查一次。乾燥完成後，從烤箱取出放涼。

3. 可加在乾燥花香氛的碗裡，或簡單擺幾片在碟子上，放進櫥櫃或抽屜裡。

....

Tips 數天後香氣會變淡，此時可加入幾滴萊姆、柳橙、檸檬或葡萄柚精油以補
充香氣。

花卉冬季香氛包

這款無毒香氛袋，
能營造溫暖、清新的生活空間。

🌸 香調：花香調　⏱ 準備時間：10 分鐘

🧴 製作分量：4 小袋　⏱ 浸漬時間：3 週

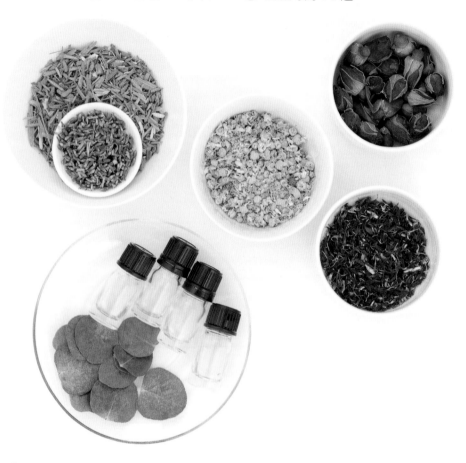

容　　器　紗布或透明硬紗袋（10×15 公分，4 個）

使用器具　密封玻璃容器

使用精油　乾燥玫瑰花苞 60g、雪松木屑 60g、乾燥洋甘菊 50g、乾燥矢車菊 50g、乾燥薰衣草 8g、尤加利葉子 10 片、雪松精油 20 滴、茶樹精油 10 滴、薰衣草精油 10 滴、玫瑰天竺葵精油 5 滴

❀ **鎮靜花香調和精油：**50g 乾燥玫瑰花瓣、25g 乾燥矢車菊、
16g 乾燥薰衣草、8g 乾燥鼠尾草葉、6 片萊姆葉、
30 滴薰衣草精油、10 滴黑雲杉精油和 5 滴玫瑰天竺葵精油。

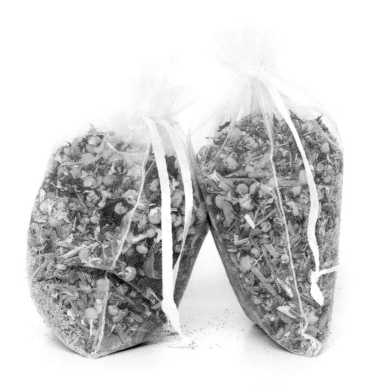

製作步驟

1. 將所有乾燥材料放進玻璃碗並滴入精油。

2. 倒入玻璃容器，蓋緊密封。放在陰涼處浸漬三週。

3. 用湯匙將混合物舀入香氛袋，保持蓬鬆，拉起細繩束緊袋口（若自製香氛袋，也可用緞帶或麻繩綁緊，製作法請參考第 31 頁。）。

玫瑰米抽屜香氛袋

非常適合當作小禮物。您可在網路上購買現成的香氛袋或自己剪裁布料製作。發揮創造力，設計有緞帶、麻繩和印花圖案的香氛袋。

香調：花香調　　準備時間：10 分鐘

製作分量：4 袋

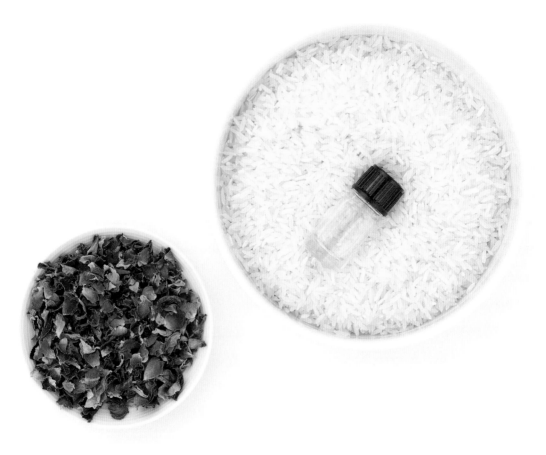

容　　器　紗布或透明硬紗袋（10×15 公分，4 個）、緞帶或麻繩
基底材料　米 400g
香氛材料　乾燥玫瑰花瓣 100g、玫瑰天竺葵精油 20 ～ 30 滴

延 伸 配 方

❀ **薰衣草配方**：100g 乾燥薰衣草花、20 ～ 30 滴薰衣草精油

🌊 **尤加利配方**：100g 乾燥尤加利葉、20 ～ 30 滴尤加利精油

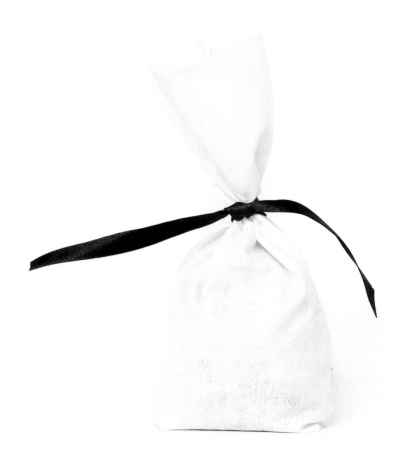

製作步驟

1. 將米放進碗裏並加入乾燥花。加入精油，香氣濃度達個人滿意程度即可。

2. 充分混合後，將已吸收香氣的米小心裝滿香氛袋。袋口用緞帶或麻繩束緊即可，方便下次打開（香氛袋製作法請參考第 31 頁）。

3. 視需要，每隔數週或每個月補充精油。

清新檸檬香氛鍋

這是一款混合多項食材熬煮的香氛，通常用水果、
香料和草本植物等熬煮數小時，讓居家環境瀰漫清新芳香。

🌊 香調：清新調　　⏱ 準備時間：10 分鐘

🔖 製作分量：1 大鍋　⏱ 熬煮時間：最多 14 小時

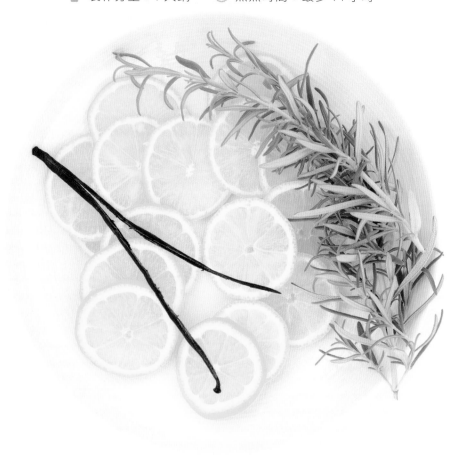

使用器具　大的深平底鍋或湯鍋

香氛材料　檸檬片 2 顆、新鮮迷迭香 1 小束、剖半香草莢 1 根（或 1 大匙
　　　　　　香草精）

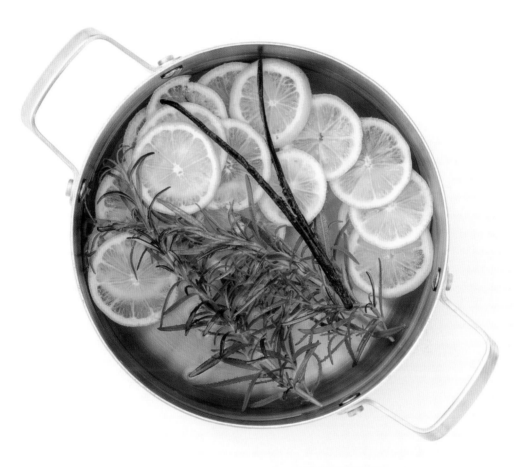

製作步驟

1. 將所有材料放入大的深平底鍋或湯鍋，加水至距離頂部約 3 公分處。

2. 加熱煮滾後，轉小火熬煮。必要時加水，以確保水位覆蓋所有材料。

3. 香氣緩緩瀰漫屋裡每個角落後，將使用過的材料裝進玻璃罐。放入冰箱冷藏可保存 24 小時，可重覆使用一次。

肉桂淨化香氛鍋

這款香氛鍋添加了肉桂，
為居家營造溫暖又熱情的芳香氣息。

🌊 香調：清新調　⏱ 準備時間：10 分鐘

🧴 製作分量：1 大鍋　⏱ 熬煮時間：14 小時

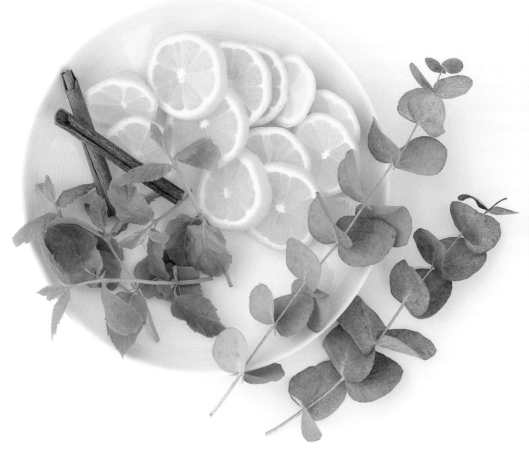

使用器具　大的深平底鍋或湯鍋

香氛材料　檸檬厚片 2 顆、新鮮薄荷 1 小束、新鮮尤加利小樹枝 2 根、肉
　　　　　　桂棒 2 支

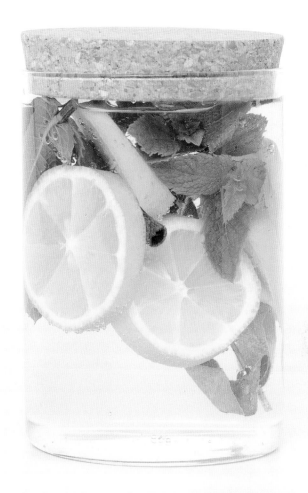

製作步驟

1. 將所有材料放入大的深平底鍋或湯鍋，加水至距離頂部約 3 公分處。

2. 加熱煮滾後，轉小火熬煮。必要時加水，以確保水位覆蓋所有材料。

3. 香氣緩緩瀰漫屋裡每個角落後，將使用過的材料裝進玻璃罐。放入冰箱冷藏可保存 24 小時，可重覆使用一次。

月桂柳橙香氛鍋

秋季來臨時，試試這款香氛鍋。
月桂葉和柳橙會讓家中充滿溫暖的香氣。

🌿 香調：木質調　　⏱ 準備時間：10 分鐘

🧴 製作分量：1 大鍋　　⏱ 熬煮時間：14 小時

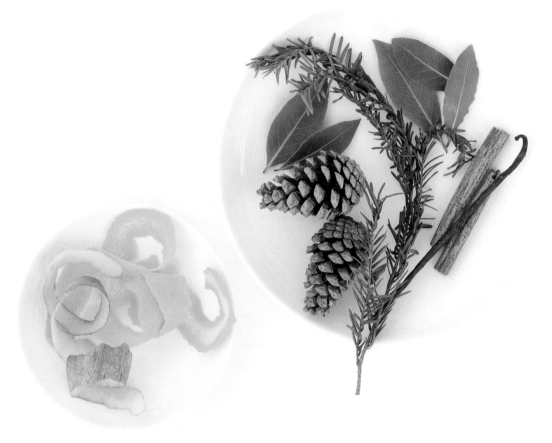

使用器具　大的深平底鍋或湯鍋

香氛材料　月桂葉 5 片、橘子皮 1 顆、蘋果皮 1 顆、乾燥松果 2 顆、小松
枝少許、剖半香草莢 1 根（或 1 大匙香草精）、肉桂棒 2 支

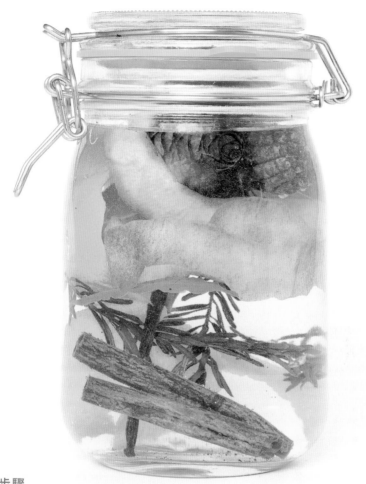

製作步驟

1. 將所有材料放入大的深平底鍋或湯鍋，加水至距離頂部約 3 公分處。

2. 加熱煮滾後，轉小火熬煮。必要時加水，以確保水位覆蓋所有材料。

3. 香氣緩緩瀰漫屋裡每個角落後，將使用過的材料裝進玻璃罐。放入冰箱冷藏可保存 24 小時，可重覆使用一次。

辛薑萊姆香氛鍋

清新的萊姆為家中帶來春天氣息。發揮創造力，
混合材料裝入玻璃罐，就可當作贈送給朋友的小巧禮物。

🌀 香調：清新調　　⏱ 準備時間：10 分鐘

🧴 製作分量：1 大鍋　　⏱ 熬煮時間：14 小時

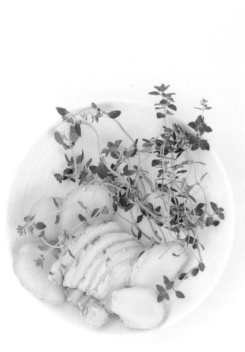
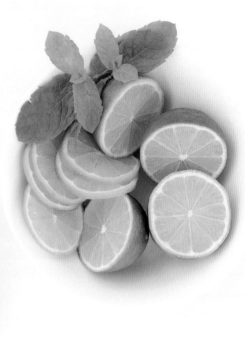

使用器具　大的深平底鍋或湯鍋

香氛材料　萊姆 3 顆（2 顆對切，1 顆切片）、新鮮薄荷 1 小束、新鮮百
里香 1 小束、薑片 5 公分

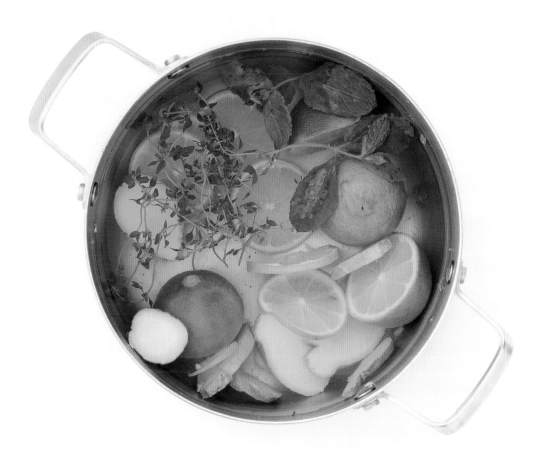

製作步驟

1. 將所有材料放入大的深平底鍋或湯鍋，加水至距離頂部約 3 公分處。

2. 加熱煮滾後，轉小火熬煮。必要時加水，以確保水位覆蓋所有材料。

3. 香氣緩緩瀰漫屋裡每個角落後，將使用過的材料裝進玻璃罐。放入冰箱冷藏可保存 24 小時，可重覆使用一次。

柳橙節慶香氛鍋

想感受節慶的歡樂熱鬧嗎？試試這款由柳橙與香料調製的香氛，
在小而溫馨的家中，也能散播節慶歡樂氣氛。

🌀 香調：清新調　　⏱ 準備時間：10 分鐘

🧴 製作分量：1 大鍋　　⏱ 熬煮時間：14 小時

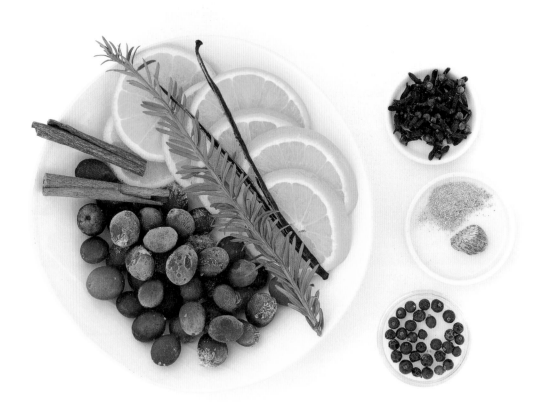

使用器具　大的深平底鍋或湯鍋

香氛材料　新鮮或冷凍小紅莓 2 大把、柳橙或血橙厚片 1 顆、新鮮松樹 1
小束、丁香 1 大匙、肉桂棒 2 支、剖半香草莢 1 根、杜松子 1
茶匙、肉豆蔻粉 1 茶匙

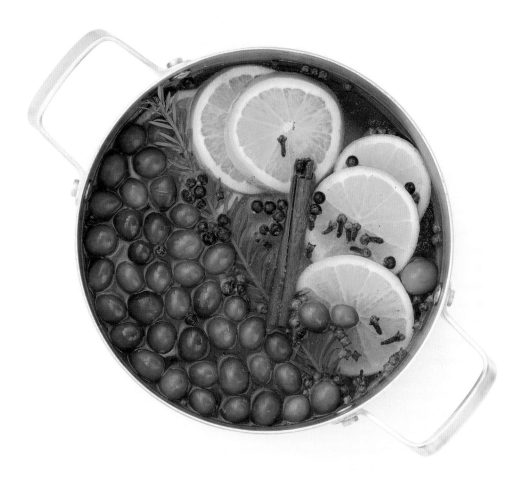

製作步驟

1. 將所有材料放入大的深平底鍋或湯鍋，加水至距離頂部約 3 公分處。

2. 加熱煮滾後，轉小火熬煮。必要時加水，以確保水位覆蓋所有材料。

3. 香氣緩緩瀰漫屋裡每個角落後，將使用過的材料裝進玻璃罐。放入冰箱冷藏可保存 24 小時，可重覆使用一次。

花卉鼠尾草焚香棒

這是讓屋裡瀰漫花香的好方法。請確認您使用的是白色鼠尾草，
因為料理用的鼠尾草燃燒起來味道可不好聞。

香調：花香調　　準備時間：10 分鐘

製作分量：2 支　　乾燥時間：3 週

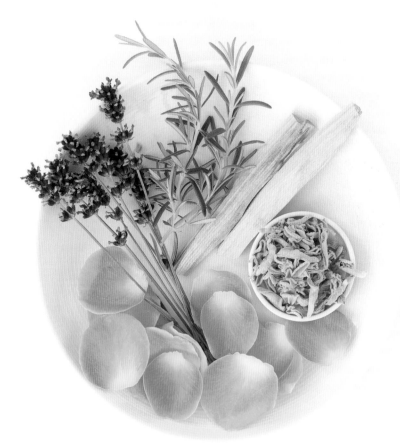

使用器具　料理用棉線

香氛材料　新鮮白鼠尾草 1 小束（或乾燥的白鼠尾草 1 把）、新鮮薰衣草的
莖 1 把、新鮮玫瑰花瓣 1 把、迷迭香嫩枝 1 根、祕魯聖木 2 根

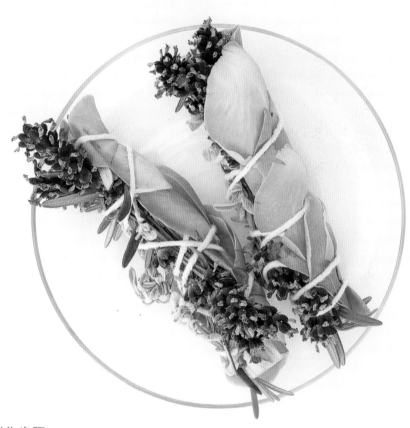

製作步驟

1. 以祕魯聖木為軸心，利用較長的香草類植物纏繞花瓣，將所有材料紮成一束，以料理用棉線綁緊。

2. 吊掛風乾三週，直到完全乾燥。使用時，放在耐熱的盤子、廣口瓶或錫盒上，一端點火燃燒。

....
Tips 也可直接使用乾燥材料，但製作上可能會稍微困難。 147

玫瑰蜂蠟融蠟

香氛融蠟是營造室內空間柔和氣氛的最好方法。
製作簡單且無火燃燒更安全。

香調：東方調

準備時間：5 分鐘

製作分量：10 ～ 12 塊

熬煮時間：10 ～ 15 分鐘

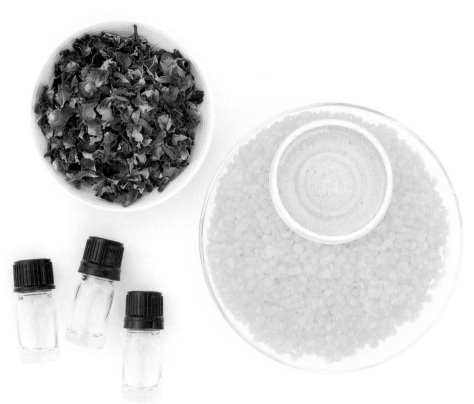

容　　　器　密封儲存罐

使用器具　盛裝蜂蠟的耐熱杯、深平底鍋、攪拌木棒、10 ～ 12 格的矽
　　　　　膠模型、融蠟擴香暖台

基底材料　蜂蠟顆粒 230g、椰子油 2 大匙

香氛材料　玫瑰天竺葵精油 10 滴、香草精油 10 滴、快樂鼠尾草精油 5 滴、
　　　　　乾燥玫瑰花瓣 2 大匙

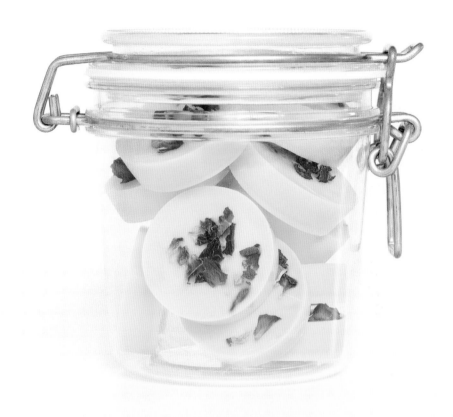

製作步驟

1. 將蜂蠟和油先放入耐熱杯，再放進鍋裡（請參閱第 30 頁）。鍋內加水至與材料頂部齊高，加熱至小滾。

2. 待混合物完全融化後，取出耐熱杯，稍微放涼。加入精油攪勻，倒入模型，放入幾片玫瑰花瓣。

3. 冷卻後，輕拍模型以便香氛融蠟脫模，放入儲存罐。使用時，取 2 至 3 塊放上融蠟擴香暖台（內置小夜燈軟化香氛融蠟，可以釋放香氣），或以瓷碟盛裝融蠟，放入裝有溫水的淺底鍋中。

薰衣草迷迭香大豆蠟

這款夏日香氛令人想起炎炎夏日和如水涼夜。雖然本配方採用大豆蠟，也可隨個人喜好改用蜂蠟和椰子油（請參閱第 150 頁）。

❀ 香調：花香調 ⏱ 準備時間：5 分鐘
🝙 製作分量：6 ～ 8 塊 ⏱ 熬煮時間：10 ～ 15 分鐘

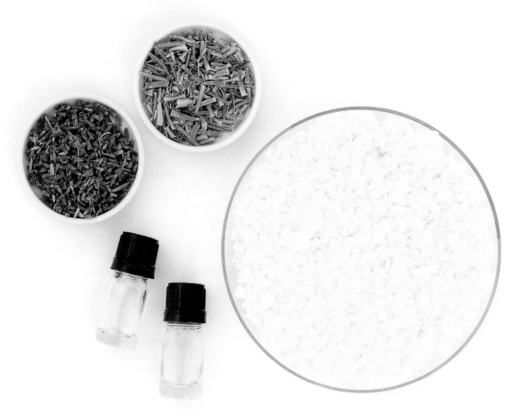

容　　　器　密封儲存罐
使用器具　耐熱杯 、深平底鍋、攪拌木棒、10 ～ 12 格的矽膠模型、融蠟擴香暖台
基底材料　大豆蠟片 250ml
香氛材料　乾燥薰衣草 1 大匙、乾燥迷迭香 1 大匙、薰衣草精油 20 滴、迷迭香精油 10 滴

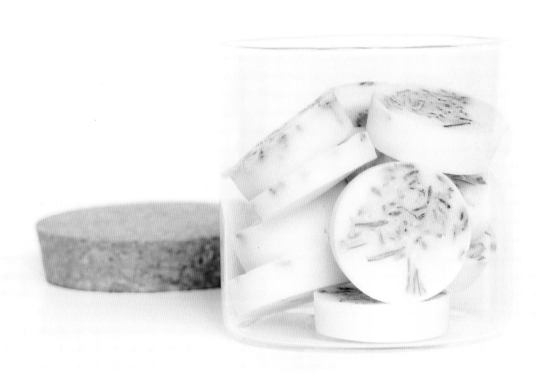

製作步驟

1. 將大豆蠟片倒入耐熱杯並放進深平底鍋內（請參閱第 30 頁）。鍋內加水至與大豆蠟片頂部齊高。開火煮水至小滾，利用隔水加熱融化蠟片。

2. 完全融化後，小心熄火，放涼幾分鐘。加入精油並用攪拌棒攪勻，倒入矽膠模型，撒上少許薰衣草和迷迭香。

3. 完全冷卻後，輕拍模型以便融蠟脫模，放入儲存罐。使用時，取 2 ～ 3 塊放在融蠟擴香暖台（請參閱第 145 頁）。

玫瑰天竺葵大豆蠟香磚

無燭芯的香氛融蠟是使室內芳香的好方法。這個配方作法單純，
無論送給朋友、家人或自用都相當容易。

香調：花香調　　準備時間：5 分鐘　　靜置時間：45 分鐘

製作分量：4 條　　熬煮時間：30 分鐘

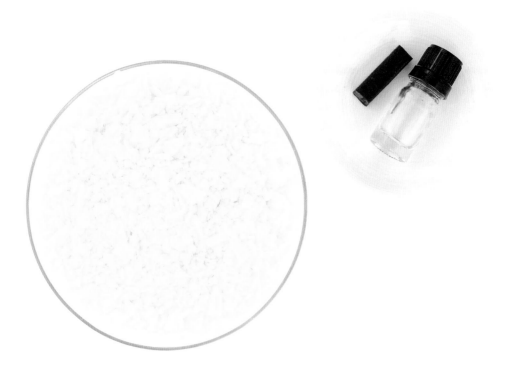

容　　器　密封儲存罐

使用器具　耐熱杯、深平底鍋、攪拌木棒、巧克力模型 2 個、融蠟擴香暖台

基底材料　大豆蠟片約 300g（依模型尺寸而定）、調色用染蠟片 1 片

香氛材料　玫瑰天竺葵精油 50 滴（約 ½ 茶匙）

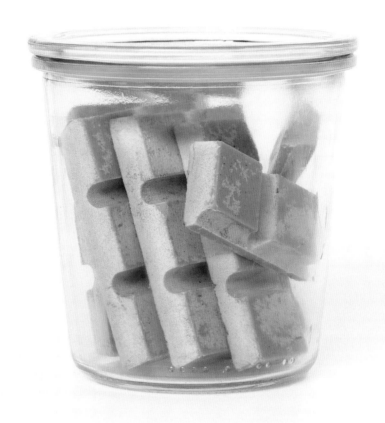

製作步驟

1. 將大豆蠟片倒入耐熱杯並放進深平底鍋內（請參閱第 30 頁），鍋內加水至與大豆蠟片頂部齊高。開火煮水至小滾，利用隔水加熱融化蠟片（約 30 分鐘）。

2. 放入染蠟片，用攪拌棒攪勻後熄火，放涼幾分鐘。加入精油攪拌均勻後，小心倒入矽膠模型，避免過滿溢出。

3. 靜待固化（約 45 分鐘）。使用時，扳下一小塊放上融蠟擴香暖台（請參閱第 145 頁）。

沉靜薰衣草杯蠟

這款香氛蠟燭不僅天然且可自由合成。燃燒時,蜂蠟釋出淡淡蜂蜜甜香並淨化空氣。椰子油則有助於延長香氛蠟燭的燃燒時間。

香調:花香調　準備時間:5 分鐘　靜置時間:24 小時

製作分量:1 ～ 2 個　熬煮時間:45 分鐘至 1 小時

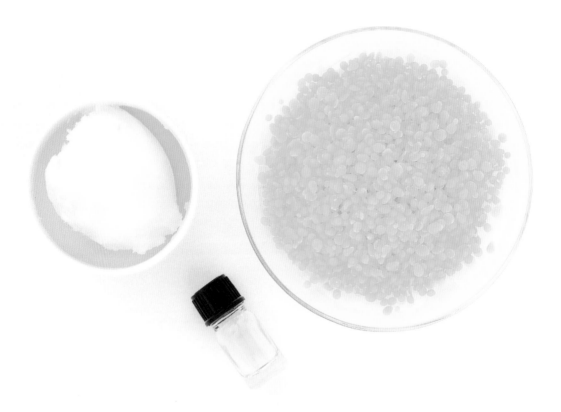

容　　器　果醬瓶(300ml×1,或較小的果醬瓶、無柄玻璃杯 ×2)

使用器具　盛裝蜂蠟的耐熱杯、深平底鍋、攪拌木棒、燭芯、燭芯貼紙

基底材料　蜂蠟顆粒 250g、椰子油 50g

香氛材料　薰衣草精油 15ml

❀ **紓壓調和精油**：玫瑰天竺葵、廣藿香和杜松子精油各 5ml

🍃 **溫暖調和精油**：甜橙、肉桂和迷迭香精油各 5ml

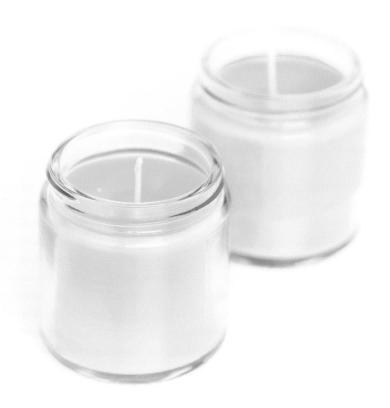

製作步驟

1. 在每根燭芯末端貼上燭芯貼紙，粘在果醬瓶底部。為使燭芯保持直立，取一竹籤，將燭芯頂端纏繞在竹籤上，放在果醬瓶外緣。

2. 將蜂蠟倒入耐熱杯，放進深平底鍋準備隔水加熱，鍋內水位加到與蜂蠟頂部齊高（請參閱第 30 頁）。開火煮水至小滾，每隔幾分鐘用攪拌棒攪動蜂蠟。

3. 蜂蠟完全融化後熄火，倒入椰子油攪動，並滴入精油混勻。

4. 倒入果醬瓶，靜置 24 小時，修剪燭芯至露出 1 公分的長度即可使用。

提振精神大豆蠟香氛燭

大豆蠟製成的蠟燭顏色純白、燃燒時乾淨無煙，
燃燒速度緩慢且持久。

🍃 香調：清新調　⏱ 準備時間：50 分鐘　⏱ 靜置時間：24 小時
🧴 製作分量：2 ～ 10 罐　⏱ 熬煮時間：45 分鐘

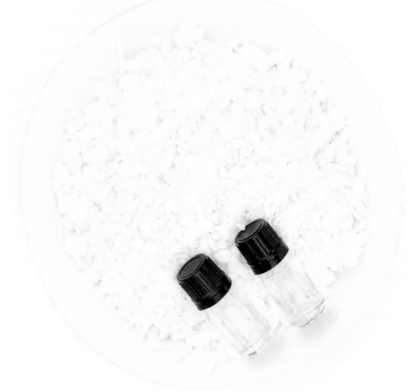

容　　器　玻璃罐 2 ～ 10 個（50 ～ 300ml 大小，共 500ml）
使用器具　耐熱杯、深平底鍋、攪拌木棒、燭芯、燭芯貼紙
基底材料　大豆蠟片 500ml
香氛材料　天竺葵精油 50%、檸檬草精油 50%（50 ～ 100ml 的玻璃罐使
　　　　　用 ½ 茶匙；100 ～ 300ml 的玻璃罐使用 1 茶匙）

🌀 **活力調和精油**：60% 迷迭香和 40% 胡椒薄荷精油

🌀 **夏日調和精油**：50% 葡萄柚、30% 柑橘和 20% 雪松精油

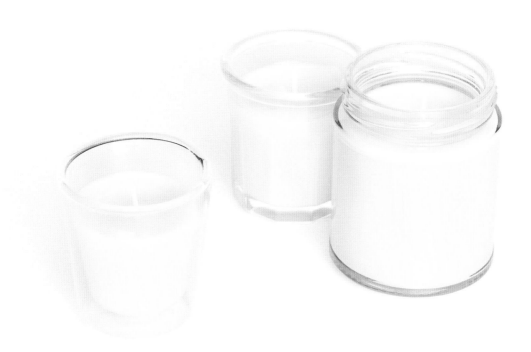

製作步驟

1. 若要自創不同的精油配方，先量好所需分量，倒入碗或玻璃罐中預備使用。

2. 每根燭芯末端貼上燭芯貼紙，黏在容器底部。為使燭芯保持直立，取一竹籤，將燭芯頂端纏繞在竹籤上，靠在容器外緣。

3. 將大豆蠟倒入耐熱杯，放進深平底鍋準備隔水加熱（請參閱第 30 頁）。鍋內水位加到與大豆蠟頂部齊高。開火煮水至小滾，不時攪動大豆蠟直到完全融化，小心熄火並等待冷卻。

4. 在預先加入精油的容器中倒入大豆蠟，靜置 24 小時。修剪燭芯至露出 1 公分的長度即可使用。

舒緩蜂蠟小茶蠟

以蜂蠟製成的小茶蠟小巧可愛，適合當作小禮物送給朋友。或在屋裡各處隨意點一盞，無論身在何處，都可享受淡淡香氣。

香調：清新調　準備時間：5 分鐘　靜置時間：15 分鐘

製作分量：12 盞　熬煮時間：45 分鐘

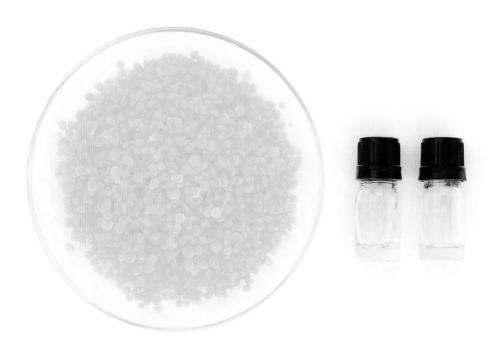

容　　器　金屬或透明的小茶蠟杯（或矽膠模型）12 個
使用器具　盛裝蜂蠟的耐熱杯、深平底鍋、攪拌木棒、茶蠟燭芯、燭芯貼紙
基底材料　大蜂蠟顆粒 400g
香氛材料　尤加利精油 ½ 茶匙、檸檬精油 ½ 茶匙

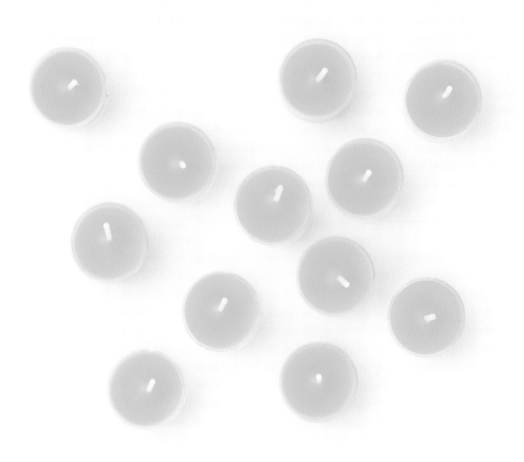

製作步驟

1. 備妥精油，先放置一旁。用燭芯貼紙將燭芯固定在每個小茶蠟杯底部中心。

2. 蜂蠟放入耐熱杯，放進深平底鍋準備隔水加熱（請參閱第 30 頁）。鍋內水位加到與蜂蠟頂部齊高。小火熬煮，待蜂蠟完全融化後，小心取出耐熱杯放涼。

3. 加入精油調和配方，以攪拌棒攪勻。小心倒入小茶蠟杯，靜置約 15 分鐘，燭芯修剪到露出 1 公分的長度即可使用。

花卉蜂蠟香磚

這款美麗的香磚可以掛在衣櫃，放在抽屜或塞在枕頭下。
尤其是製作過程有趣，當作禮物也很精美。

香調：花香調　　準備時間：10 分鐘　　冷凍時間：20 分鐘

製作分量：約 10 塊　　熬煮時間：45 分鐘　　＋靜置一晚

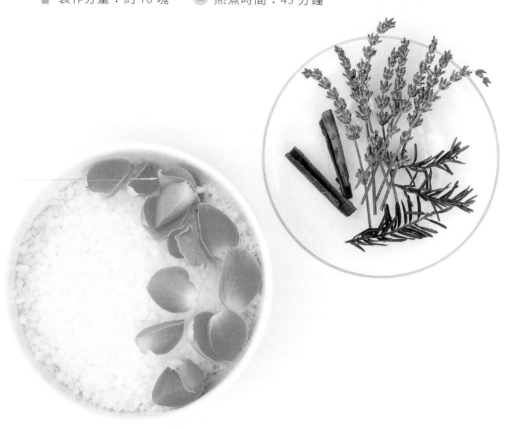

使用器具　盛裝蜂蠟的耐熱杯、深平底鍋、攪拌木棒、手工皂模型（約
　　　　　10 格）、細繩、刀具、不銹鋼烤肉串籤或長釘
基底材料　蜂蠟顆粒 500g
香氛材料　新鮮薰衣草 1 把（或乾燥薰衣草 2 把）、新鮮玫瑰花瓣 1 把（或
　　　　　乾燥玫瑰花瓣 2 把）、肉桂皮 20 ～ 50g、松針 25 ～ 40g

製作步驟

1. 先將一半的植物材料放進模型。蜂蠟倒入耐熱杯，放進鍋內準備隔水
   加熱（請參閱第 30 頁）。鍋內水位加到與蜂蠟頂部齊高，小火熬煮以
   融化蜂蠟。

2. 取出耐熱杯放涼，加入精油攪勻後倒入模型，先倒一半即可。將植物
   往下壓。兩側多加一些花瓣可裝飾更美，再將剩餘蜂蠟淋在上面。

3. 冷凍 20 分鐘，倒扣模型取出香磚。以刀具修整多餘的邊條。

4. 將烤肉串籤一端加熱，以便在香磚鑽孔。取一細繩穿過鑽孔便可懸掛。

索引

粗體字表示配方名稱

致　謝

非常感謝本書的工作團隊，包括凱蒂‧澤勒、愛麗絲‧查德威克和迪爾德‧魯尼，你們都好棒。願你們和你們的家中永遠充滿芳香。

免　責　聲　明

本書內容僅為個人興趣，絕非為任何人提供專業的醫療建議或治療。請勿使用本書來治療健康狀況或自我診斷。若有任何健康問題，請諮詢您的家庭醫生或專業護理人員。

精油是高濃度的強效液體，請遵守正確使用方法和劑量，若使用不當，可能導致中毒。懷孕期間應避免使用某些特定精油。孕婦在接受芳香療法之前，務必尋求專業醫療建議。勿將精油放置在兒童可及之處。使用於嬰兒和兒童之前，應先請教合格芳療師。

有些精油（例如肉桂、肉荳蔻、胡椒薄荷和茶樹）可能引起敏感肌膚不適。若您是敏感肌膚，建議您在使用任何新的精油之前進行貼膚測試。另外有些精油如佛手柑和其他柑橘類精油具光敏性，意指皮膚塗抹這些精油後，在強烈陽光照射下會引起皮膚過敏和變色。使用這類精油時，請注意避免暴露在陽光下。

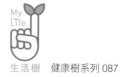

生活樹　健康樹系列 087

天然香氛 60 款

4 大香氣基調╳37 款身體保養香氛╳25 種空間擴香配方，設計獨一無二的私屬香氛

GREEN PARFUMS

作　　者	弗瑞・葛林 Fern Green
譯　　者	黃明玲
總 編 輯	何玉美
主　　編	紀欣怡
責任編輯	謝宥融
封面設計	Rika Su
版型設計	葉若蒂
內文排版	許貴華

出版發行	采實文化事業股份有限公司
行銷企畫	陳佩宜・黃于庭・馮羿勳・蔡雨庭・陳豫萱
業務發行	張世明・林坤蓉・林踏欣・王貞玉・張惠屏
國際版權	王俐雯・林冠妤
印務採購	曾玉霞
會計行政	王雅蕙・李韶婉・簡佩鈺
法律顧問	第一國際法律事務所　余淑杏律師
電子信箱	acme@acmebook.com.tw
采實官網	www.acmebook.com.tw
采實臉書	www.facebook.com/acmebook01

I S B N	978-986-507-272-8
定　　價	350 元
初版一刷	2021 年 3 月
劃撥帳號	50148859
劃撥戶名	采實文化事業股份有限公司
	10457 台北市中山區南京東路二段 95 號 9 樓
	電話：（02）2511-9798　傳真：（02）2571-3298

國家圖書館出版品預行編目資料

天然香氛60款 : 4 大香氣基調 X37 款身體保養香氛 X25 種空間擴香配方, 設計獨一無二的私屬香氛 / 弗瑞.葛林 (Fern Green) 著 ; 黃明玲譯 .-- 初版 .-- 臺北市：采實文化事業股份有限公司, 2021.03
168 面 ; 17×23 公分 . -- (生活樹系列 ; 87)
譯自 : GREEN PARFUMS
ISBN 978-986-507-272-8(平裝)

1. 芳香療法 2. 香精油

418.995　　　　　　　　　　　　　　　　　　　110000408